XVIᵉ CONGRÈS INTERNATIONAL DE MÉDECINE

Budapest, 29 Août-4 Septembre 1909

Communication du Dʳ Louis MENCIÈRE (de Reims)
Chirurgien de la Clinique de Chirurgie orthopédique.

SECTION DE CHIRURGIE GÉNÉRALE
Séance du 1ᵉʳ Septembre

CONTRIBUTION AU TRAITEMENT

DU

PIED BOT PARALYTIQUE

Dans différents mémoires et devant différents Congrès (1), je me suis occupé du pied bot paralytique. Les observations que j'ai publiées envisageaient la question, tant au point de vue symptomatique, pathogénique, qu'au point de vue du traitement.

J'ai donné une statistique assez importante dans mes communications, soit devant les Congrès français de Chirurgie de Paris, soit devant le Congrès de l'A. F. A. S. de Reims.

Sans entrer dans la discussion de ces communications, ni dans leurs détails, sans davantage m'occuper de tout ce qui a été dit ou fait par d'autres sur la question, il m'a paru intéressant de résumer devant le Congrès international de médecine, et d'envisager en une vue d'ensemble la part que j'ai prise au traitement du pied bot paralytique. Vous me permettrez de ne m'appuyer ici que sur mes propres remarques, fruit de onze années d'expérience et d'observation.

(1) MENCIÈRE. — *Congrès français de chirurgie*, Paris, 1903, 1905, 1907, 1908.
Congrès de Pédiatrie, Rouen, 1904.
Congrès de l'Association française pour l'Avancement des Sciences, Lyon, 1906 ; Reims, 1907.
Archives provinciales de Chirurgie, Paris, janvier 1906 : Contribution à l'étude des opérations chirurgicales applicables aux déviations d'origine paralytique. — Août 1906 : Recherches expérimentales sur la création des tendons artificiels ; application chez l'homme.

L. MENCIÈRE. 1

Pour ménager à nos collègues des minutes qui leur sont mesurées, pour donner plus de clarté à mon exposition, je vous prierai, pour les statistiques, les détails des observations, les discussions des méthodes et des procédés, de vous reporter aux mémoires cités plus haut. La communication actuelle n'est en effet qu'un exposé technique des procédés qui me sont particuliers et qui marquent la part que j'ai prise personnellement au traitement du pied bot paralytique.

Je vous parlerai successivement : de la greffe en tension, — de sa nécessité pour la fonction ; de la forme que doit affecter la greffe pour être solide ; de ma technique dans le pied valgus paralytique, le pied varus paralytique, le pied talus paralytique, le pied creux paralytique, le pied équin paralytique, le pied ballant paralytique.

*\
* *

GREFFE EN TENSION.

Dès mes premières interventions de greffes tendineuses (1898), je me suis convaincu de la nécessité de greffer le muscle moteur sous une forte tension ; la plupart de nos collègues sont d'accord sur ce point actuellement. « S'il s'agit de greffe, disais-je devant le Congrès français de Chirurgie de Paris 1905 (1), il faut obéir aux deux principes suivants dont l'oubli est une cause d'échecs pour la plupart des opérateurs :

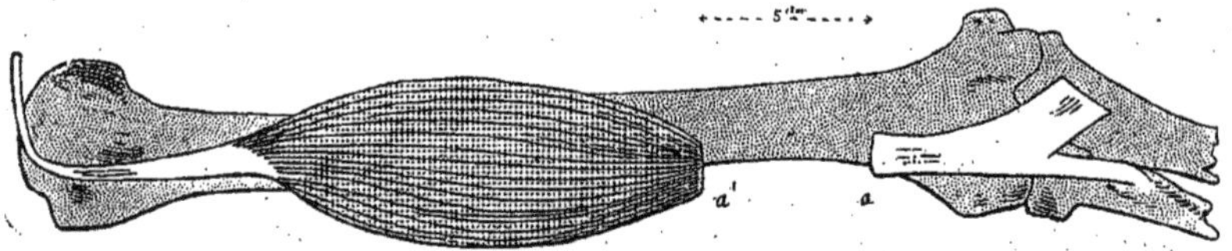

Fig. 1. — On voit le biceps sectionné au point a et l'extrémité centrale remontant en a' de 5 centimètres, sous l'influence de la tension musculaire.

1° Greffer en tension ; 2° Greffer solidement.

Il faut que les tendons transplantés le soient sous une forte tension. Sectionnez par exemple le biceps : les bouts s'écarteront de cinq centimètres, ce qui vous indique la tension sous laquelle ce muscle existe dans sa continuité » (*Fig.* 1).

Pour qu'un muscle puisse se contracter, il faut donc qu'il soit sous une tension assez forte ; sinon, ses contractions portent à faux, le muscle cesse de se contracter et s'atrophie. Combien de greffes tendineuses ont été jugées inutiles, simplement parce que ce point de technique n'a pas été observé !

(1) *Loco citato*.

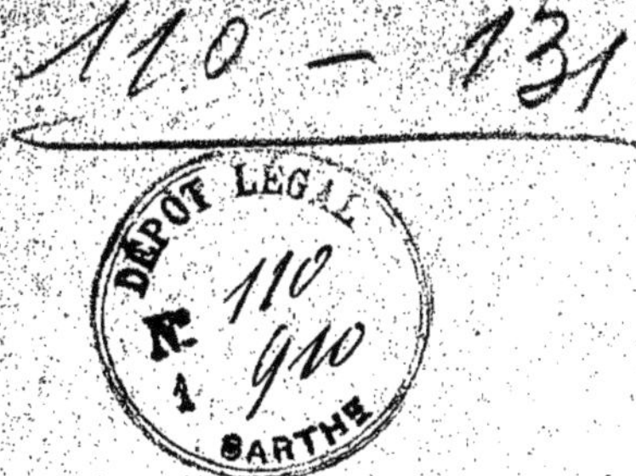

Dr Louis MENCIÈRE, de Reims

Chirurgien de la Clinique de Chirurgie Orthopédique

Délégué du Gouvernement Français

au

XVIᵉ Congrès International de Médecine

XVIᵉ CONGRÈS INTERNATIONAL DE MÉDECINE

Budapest 29 Août–4 Septembre 1909

CONTRIBUTION AU TRAITEMENT

DU

PIED BOT PARALYTIQUE

Communication du Dr Louis MENCIÈRE, de Reims

SECTION DE CHIRURGIE GÉNÉRALE

Séance du 1ᵉʳ Septembre

LE MANS

IMPRIMERIE MONNOYER

12, PLACE DES JACOBINS, 12

1910

Le fait que je viens d'avancer peut être expliqué à l'aide des schémas ci-dessous.

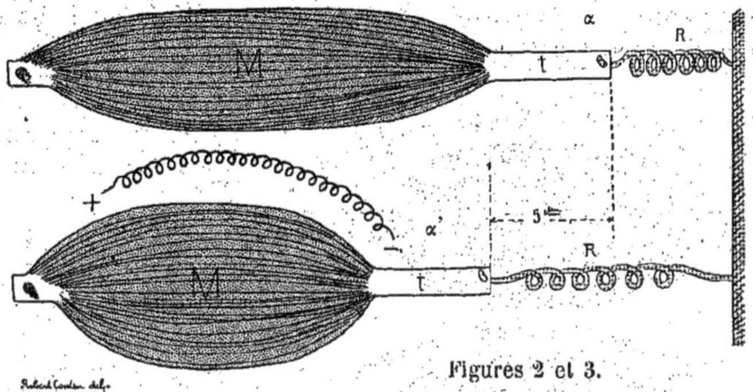

Figures 2 et 3.

Fig. 2. — Un muscle est fixé par son extrémité α à un ressort à boudin de longueur et de tension déterminées ; le muscle est au repos.

Fig. 3. — Même disposition que dans la Figure 2. — Le muscle entre en contraction. Le corps musculaire augmente de volume et perd en longueur ce qu'il gagne en volume. Le point α fixé au ressort à boudin est entraîné en α', soit sur une distance de 5 centimètres et sous une tension *x*, qui pourrait être mesurée en faisant fonctionner le ressort comme dynamomètre.

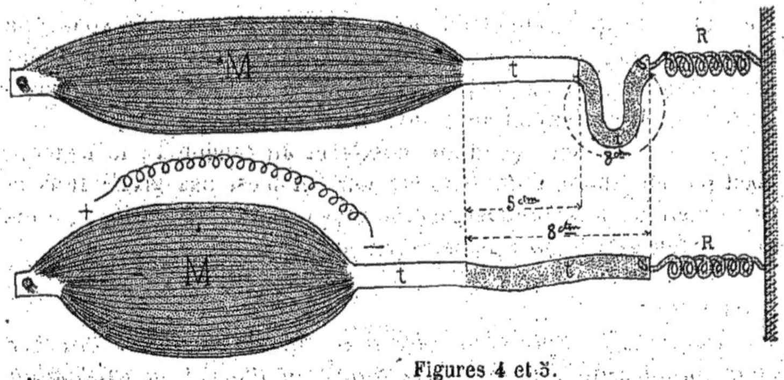

Figures 4 et 5.

Fig. 4. — Le muscle M est allongé de 5 centimères, grâce à un tendon (t') qui lui est étranger (en la circonstance, ces 5 centimètres sont pris sur un tendon greffé sans tension voulue).

Fig. 5. — La contraction sert à tendre la portion du tendon (t') greffée (5 cent.) mais ne peut servir à entraîner le ressort (R). Le tendon (t') étant greffé sans tension, le muscle s'est contracté à faux.

Autre exemple (Figures 6 et **7**).

Le muscle n'est pas sectionné ; il est greffé en totalité sur un tendon (t').

Le muscle ne présente pas de solution de continuité : il possède donc toujours sa fonction propre.

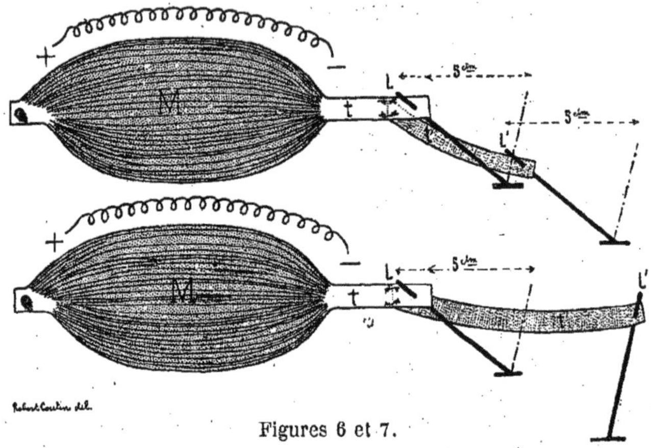

Figures 6 et 7.

Fig. 6. — Le tendon t appartenant au muscle non paralysé n'est pas sectionné ; il a évidemment sa tension normale ainsi que le muscle lui-même.

Le tendon t' appartenant au muscle paralysé est greffé sous une tension suffisante. Le corps musculaire se contracte : le muscle et les deux tendons t et t' étant sous une tension convenable, les deux leviers l et l' obéissent également au mouvement de contraction (1).

Fig. 7. — Le levier l obéit au muscle et au tendon t ; le levier l' n'obéit pas au tendon t' qui est trop long et n'est pas greffé sous la tension voulue (en la circonstance, le gros orteil et les orteils se mettent en extension, le pied demeure en équin).

D'où la loi :

Un muscle sain pour continuer à se contracter doit conserver sa tension normale ; pour fonctionner, un muscle ou un tendon greffé, doit l'être sous une « *tension voulue* ».

Mais sous quelle tension faut-il greffer le muscle paralysé ? Qu'en-

(1) Supposons que le tendon t représente les tendons des extenseurs des orteils, et celui de l'extenseur du gros orteil, le tendon t' celui du jambier antérieur. Le levier l représente les orteils ; le levier l', le pied.

tendons-nous par *tension voulue* ? Par quels procédés peut-on greffer sous une tension « *voulue* » ?

La plupart des opérateurs, à l'heure actuelle, greffent ou essayent de greffer en tension ; mais cette tension est faite à vue d'œil, à peu près. Cependant la tension voulue pour un muscle est déterminée par la nature même. Il suffit de l'interroger et d'observer.

Le muscle est sous une tension voulue, quand le segment de membre auquel commande ce muscle, étant dans la position maximum de

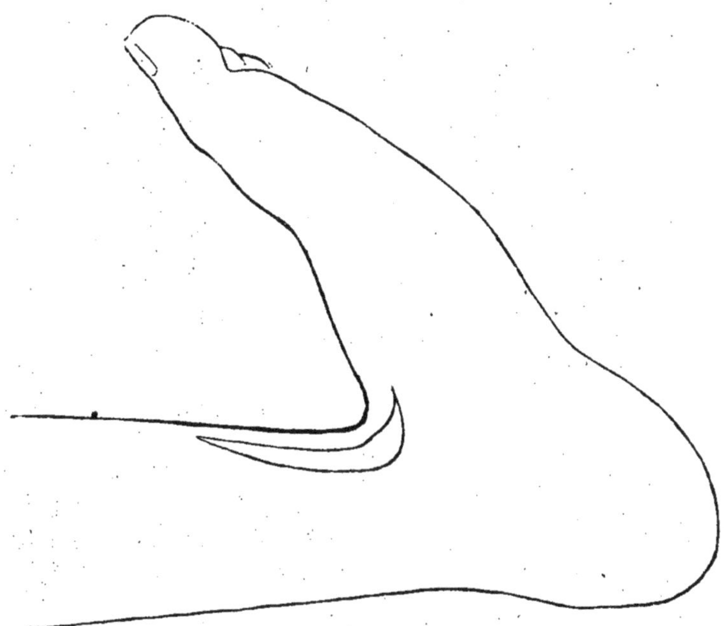

Fig. 8. — Position du pied pendant la greffe.

flexion, d'extension, d'adduction ou d'abduction, etc., le muscle est contracté normalement, son tendon étant sous traction et ne présentant pas un excès de longueur. Cet excès de longueur entraînerait en effet la contraction à faux (Fig. 4, 5, 7).

D'où la loi :

La tension « *voulue* » est donnée à un muscle ou à un tendon, non pas seulement par un aide qui tire sur un muscle avec une pince ou par tout autre moyen, mais surtout par la position que l'on donne au segment de membre au moment de la greffe (1).

Le segment de membre sur lequel s'insère le muscle paralysé, doit occuper le maximum de flexion, d'extension, d'abduction, d'adduction, pendant que l'on exécute la greffe. Il faut même, dans cette position, prendre soin de greffer sous la tension maximum que permet une pince à disséquer ordinaire ou un fil passé dans le tendon (*Fig.* 8).

Quand le muscle sain se contractera, il sera forcé de reproduire la position initiale donnée au membre au moment de la greffe ; il ne

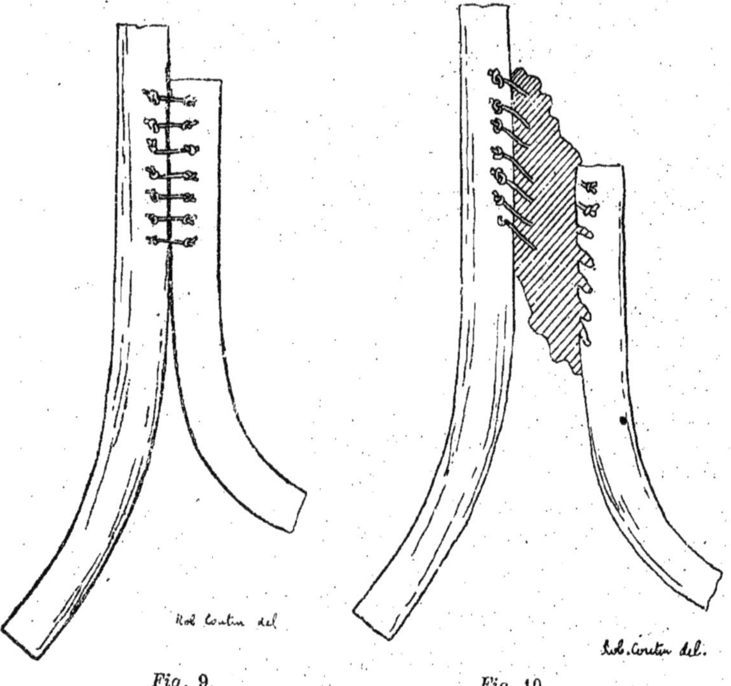

Fig. 9.   *Fig.* 10.

pourra pas se contracter à faux ; il faudra qu'il entraîne avec lui le segment de membre attenant au muscle greffé.

J'ai dit qu'il fallait *greffer solidement !* Dès 1903 (2), j'ai décrit la greffe en fente et par transfixion. Je ne suis peut-être pas le premier

(1) Et non comme font certains opérateurs qui ne s'inquiètent pas de la tension au moment où ils greffent, et croient pouvoir y remédier, après la greffe faite, en plaçant un appareil maintenant le pied en hypercorrection.

(2) MENCIÈRE. — *Congrès français de Chirurgie*, Paris, 1903. [Main bote palmaire paralytique. Greffe en fente].

à avoir pratiqué une fente dans un muscle en vue d'une greffe ; mais je crois être le premier à avoir affirmé que seule, *la greffe en fente et par transfixion*, telle que je l'ai décrite, avait une valeur réelle et une solidité suffisante et que toutes les autres devaient être systématiquement rejetées.

Pour ne prendre qu'un exemple de *greffe par accolement*, j'emprunte la figure 9 à un Traité d'Orthopédie. Ce dessin nous montre scrupuleusement une infinité de points de suture disposés avec art et avec une symétrie parfaite. Fréquemment ces fils, mortifiant leur point d'attache sous l'influence de la tension, céderont, et les deux tendons glisseront l'un sur l'autre (*Fig*. 10).

La greffe en fente par transfixion, au contraire, offre une solidité absolue ; les deux tendons se pénétrant, se fusionnent intimement.

*
* *

Technique de la Greffe en fente et par transfixion.

La greffe en fente avec transfixion du tendon paralysé par le greffon, peut être exécutée soit avec un tendon appartenant à un muscle sain, soit avec une partie de ce tendon dédoublé à cet effet.

Le tendon est soulevé et maintenu par un aide avec deux de nos pinces (1). La fente est pratiquée avec un bistouri *ad hoc* présentant la forme d'une serpette très mince (2). Un bistouri ordinaire, une paire de ciseaux pourraient évidemment suffire ; mais en essayant ce bistouri « *perce-fente* », on se rendra compte de la facilité de la manœuvre (*Fig*. 11). Il faut d'abord piquer la pointe de l'instrument au point choisi, faire pénétrer la lame en exécutant un léger mouvement de bas en haut, tout en tirant à soi le bistouri pour tracer une fente à l'endroit voulu et en se maintenant sur le milieu du tendon.

L'ouverture de cette fente paraît chose facile ; il n'en est cependant pas toujours ainsi sans outils spéciaux. Or, il serait regrettable de ne pas la pratiquer avec précision : la réussite de la greffe dépend en partie de la solidité des lèvres de la fente. Si l'une d'elles est trop mince et peu résistante, la greffe pourra évidemment céder sous l'effort. Avec un bistouri ordinaire, on risque plus qu'avec la serpette (l'ayant moins bien en main pour cette « ponction » du tendon) de dévier et de ne pas se tenir sur la ligne médiane. D'autre part, avec

(1) La disposition de cette pince permet de maintenir le tendon sans l'écraser, sans le contusionner [*Congrès français de Chirurgie*, Paris, 1907-1908].

(2) Instrumentation de Mencière pour la pratique des greffes tendineuses. — *Congrès français de Chirurgie*, Paris, 1903.

les ciseaux, l'incision présente des bords plus mâchés, moins aptes à une bonne soudure et à une cicatrisation rapide.

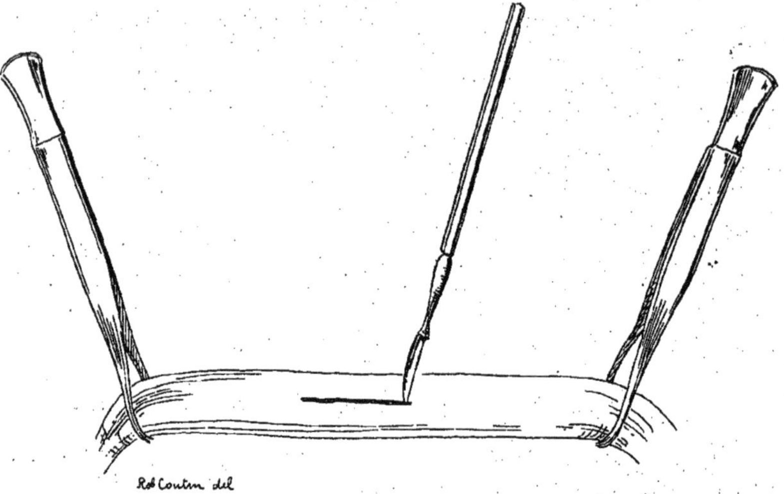

Fig. 11. — Percement de la fente avec le bistouri serpette.

Passage du greffon dans la fente (Fig. 12). — Le tendon à greffer est traversé par un fil de soie ou maintenu par une de nos petites

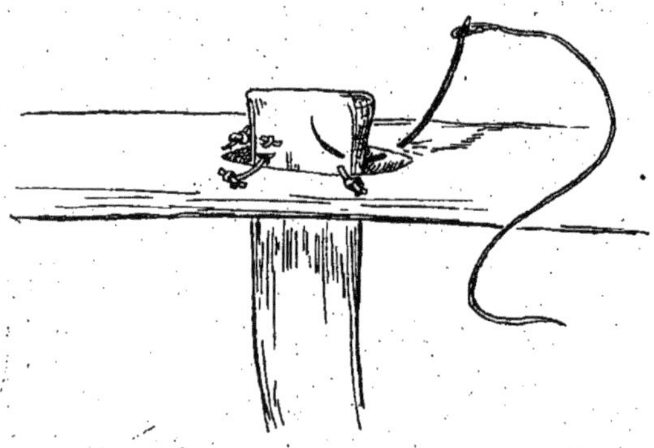

Fig. 12. — Inclusion du greffon et suture.

pinces. Le greffon doit dépasser la fente pour former une sorte de tête du côté opposé à celui où il est entré. C'est là une sorte de rivetage ;

la tête du rivet vivant va proliférer et constituer un véritable tampon qui ne pourra plus refranchir la fente. Si la chose est possible, on recourbe la portion dépassante du greffon. Le tout est fixé, non par des points symétriques et savamment disposés, mais par une sorte de capitonnage à points entrelacés, fusionnant les deux tendons.

Le choix des fils n'est pas indifférent : le fil métallique expose à la déchirure des tendons ; les catguts, préconisés par certains chirurgiens, risquent de céder avant la soudure de la greffe. Les fils fins de soie (n° 0), aseptisés à l'autoclave constituent le matériel de choix. Le tissu tendineux tolère admirablement la soie ; d'autre part (et je l'ai démontré au Congrès de Lyon), il se comporte pour cette substance, comme les tissus mous pour le catgut ; il l'absorbe, se substitue à elle, la transforme en tissu tendineux (1).

Les aiguilles à employer seront de forme particulière, fines et arrondies ; aplaties, elles risquent de déchirer le tissu tendineux ; leur courbure sera accentuée pour bien ponctionner le tendon.

Ceci dit pour les deux points qui nous occupent : suture en tension, greffe en fente et par transfixion, passons aux conditions générales de la greffe tendineuse ; nous décrirons ensuite notre procédé particulier à propos de chaque variété de pied bot paralytique.

*
* *

NOTIONS GÉNÉRALES SUR LA TECHNIQUE DE LA GREFFE TENDINEUSE.

Hémostase préventive. — Pratiquez l'hémostase préventive, c'est de règle. En anémiant le champ opératoire, cela vous permettra de bien apprécier l'état des muscles et des tendons.

Vous jugerez le degré d'atrophie des tendons et vous les renforcerez, si nécessaire, par le procédé de Lange, en leur adjoignant quelques fils de soie. La coloration des fibres charnues, suivant qu'elle sera blanche, rose ou rouge, vous indiquera la paralysie, la parésie ou l'état normal du muscle.

Incision. — L'incision sera toujours longue de préférence. Vous mettrez à nu, non seulement le tendon, mais une partie du corps charnu du muscle pour pouvoir en juger. Songez à la nutrition du muscle, ménagez les petits vaisseaux et les filets nerveux que vous rencontrerez.

Mise en contact des tendons à greffer. — Si les tendons à anas-

---

(1) MENCIÈRE. — Recherches expérimentales sur la création des tendons artificiels. Application chez l'homme. *Congrès de l'Association française pour l'Avancement des Sciences*, Lyon, 1906. — *Archives provinciales de Chirurgie*, Paris, août 1906.

tomoser sont éloignés, creusez avec une pince ou une spatule passe-tendon, *un tunnel sous-aponévrotique* pour éviter les adhérences secondaires. Ce tunnel sera très oblique, afin que le tendon sain, ou la portion de tendon descende presque verticalement vers le point où il sera fixé au tendon paralysé.

Suture. — La suture se fera à la soie fine (n° 0) aseptisée à l'autoclave; elle sera pratiquée suivant le procédé décrit plus haut sous le nom de « *greffe en fente et par transfixion* ».

La greffe aura toujours lieu de tendon à tendon. On rejettera systématiquement la greffe de muscle à muscle. Toute traction faite par l'intermédiaire d'un corps charnu agit sur une substance élastique qui cède, s'étend, et non sur un corps inextensible comme le tendon. Cette greffe ne serait donc jamais sous tension voulue et le muscle risquerait de se contracter à faux.

Asepsie. — Le point essentiel est d'opérer avec une asepsie absolue; la moindre suppuration est une cause d'échec; elle empêche la réunion ou provoque des adhérences nuisibles au fonctionnement de la greffe.

Si la cicatrisation est rapide, s'il n'y a pas d'infection, le glissement du tendon n'est compromis par aucune adhérence; mais s'il y a infection, même légère, des néomembranes gênent le fonctionnement : le tendon contracte avec la peau et les couches ostéo-fibreuses « de désespérantes symphyses ».

Ce qui importe encore, après une asepsie rigoureuse, c'est le repos absolu de la plaie dans un appareil plâtré.

PROCÉDÉS PERSONNELS DE MENCIÈRE
POUR CHAQUE VARIÉTÉ DE PIED BOT PARALYTIQUE (1).

PIED VALGUS PARALYTIQUE.
(Généralement valgus équin) (2).

(Paralysie du jambier antérieur; rétraction du tendon d'Achille).

D'après nos observations, deux cas se présentent généralement :

1ᵉʳ CAS. — Les extenseurs des orteils sont normaux ou seulement parésiés, mais encore suffisants. L'extenseur du gros orteil étant normal ou parésié, mais encore suffisant.

Le jambier antérieur est paralysé.

---

(1) Ce qui caractérise ma technique personnelle pour chaque variété de pied bot paralytique, c'est, en dehors d'un certain nombre de procédés de greffes qui me sont personnels, le plan opératoire, la combinaison de différents procédés personnels ou non pour un cas déterminé.

(2) Sauf deux cas, dans nos observations,

Les péroniers sont normaux ou simplement diminués de valeur.

2e CAS. — Les extenseurs des orteils et celui du gros orteil sont paralysés comme le jambier antérieur.

Les péroniers sont normaux ou simplement diminués de valeur.

PREMIER CAS.

Les extenseurs des orteils et celui du gros orteil sont normaux ou simplement diminués de valeur.

PROCÉDÉ MENCIÈRE. — 1° Allongement du tendon d'Achille (si valgus équin), par prothèse à la soie (*Fig.* 13); (pas d'allongement si le pied n'est pas équin).

2° Greffe des extenseurs des orteils et de celui du gros orteil, pris en masse et non sectionnés, sur le jambier antérieur.

Technique opératoire. — 1° L'allongement du tendon d'Achille est effectué par une incision de 6 à 7 centimètres, pratiquée à un doigt en arrière de la malléole externe et descendant au niveau de sa pointe. Le tendon d'Achille isolé est sectionné un peu au-dessus de son inser-tion au calcanéum. Le pied est mis en flexion ; les deux bouts du tendon s'éloignent de plusieurs centimètres. On les réunit par des anses de fil de soie fine « *sans tension* », reliées par un anneau central à la soie. Ce tendon s'organisera ; la soie sera transformée en tissu tendineux (*Fig.* 13) (1).

On ferme l'incision par des sutures aux crins de Florence.

2° Pour pratiquer la greffe des extenseurs pris en masse sur le jam-bier antérieur (1re technique), le membre repose par sa face postérieure sur un coussin de sable. L'hémostase préventive a d'ailleurs été prati-quée par la bande d'Esmarck avant toute intervention, c'est-à-dire avant l'allongement du tendon d'Achille.

L'opérateur se place en dehors du membre.

Pour tracer la ligne d'opération, repérez avec l'index la tubérosité antérieure du tibia en dedans, et la tête du péroné en dehors.

Supposez une ligne partant d'un point situé à mi-chemin de la tu-bérosité du tibia et de la tête du péroné (ce point correspond au tuber-cule du jambier antérieur) et aboutissant en bas à la partie moyenne de l'espace inter-malléolaire.

Sur le trajet de la ligne indiquée plus haut (*Fig.* 14), faites au bis-touri une incision de 8 centimètres environ, aboutissant ou commen-çant (suivant le côté) à deux doigts au-dessus de l'articulation et ne comprenant que la peau. Divisez l'aponévrose jambière. Cherchez en dedans le tendon du jambier antérieur, libérez-le sur une certaine

(1) MENCIÈRE. — *Congrès de l'Association française pour l'Avancement des Sciences,* Lyon, 1906 [Loco citato].

étendue. Pénétrez en dehors de lui et songez que l'artère tibiale est accolée à la face externe du tibia et des dernières fibres du jambier. Au niveau du tiers inférieur de la jambe, l'artère repose toujours sur la face externe du tibia, mais elle est cependant beaucoup plus superficielle qu'à la partie moyenne. Elle est située entre le tendon du jambier antérieur qui est en dedans et le tendon de l'extenseur propre du gros orteil qui est en |dehors.

L'artère est entre ses deux veines. Le nerf tibial antérieur accompagne l'artère. Situé en dedans d'elle à la partie supérieure, il la croise, puis devient externe au bas de la jambe.

Ce faisceau vasculo-nerveux doit évidemment être respecté ; l'inclusion du nerf, notamment au niveau de la greffe, amènerait des douleurs faciles à concevoir. Pénétrant donc en dehors du jambier antérieur, respectant le faisceau vasculo-nerveux, l'opérateur va repérer et libérer le tendon de l'extenseur propre du gros orteil.

Le pied étant alors fléchi, les lèvres de la plaie se laissent facilement attirer par un écarteur. En dehors du tendon de l'extensenr propre du gros orteil, on libère celui de l'extenseur commun des orteils qui déjà se divise dans la partie basse. L'opérateur commence à isoler l'extenseur commun dans la partie haute où les divisions sont moins apparentes, et il ne doit pas s'étonner d'isoler avec le tendon quelques fibres musculaires.

Les greffons ainsi préparés, le pied est placé et maintenu en flexion forcée (*greffe en tension*). Un aide attire en haut le tendon du jambier antérieur avec une de nos pinces *ad hoc*. Dans la partie basse du tendon, ouvrez au bistouri, ou mieux avec le bistouri-serpette, une boutonnière (*Fig.* 15) puis, passant un crochet dans cette boutonnière, inclinez l'instrument en haut et en dehors, et allez charger à quelques centimètres plus haut que la fente (2 ou 3 centimètres), d'abord le tendon du long extenseur du pouce, puis celui de l'extenseur commun. Si le tendon est divisé, veillez à ce que ses différentes parties soient comprises dans le crochet. Ramenez les tendons chargés dans le bas, vers la boutonnière (*Fig.* 16). L'aide présente la fente du jambier avec une de nos pinces ; il favorise également avec une pince la « descente » des tendons chargés.

Les tendons introduits dans la boutonnière (*Fig.* 17) du jambier ne sont nullement sectionnés; on leur fait dépasser en anse la fente en formant un U renversé et on les fixe là, non pas par des points savamment disposés, mais en pratiquant une sorte de capitonnage qui assure une solidité absolue.

La flexion extrême du pied, la traction du jambier antérieur vers le haut, l'ouverture de la boutonnière dans le bas du tendon, la prise haute des extenseurs, et le fait de les amener ainsi pris au niveau du tendon greffé (jambier antérieur), assure à la greffe une tension maximum. C'est ce que pour cette intervention, j'appelle la « *tension voulue* ».

Le tendon du jambier antérieur utilisé par la greffe est réduit à son minimum de longueur. Parfois je l'ai renforcé par un fil de soie, suivant la méthode de Lange. Mais si la greffe est pratiquée comme je viens de l'indiquer, cette précaution qui est une complication, sera presque toujours inutile.

L'avantage de cette greffe est de n'avoir sacrifié ni diminué aucun muscle, pas même le muscle paralysé.

Les sutures de l'incision sont faites, aux crins de Florence, sans drainage. Elles comprennent à la fois la peau et l'aponévrose.

Quelques points plus rapprochés, n'intéressant que la peau, permettent une bonne ligne de suture cutanée. Une suture par étage au catgut est inutile et dangereuse. *On ferme toujours trop quand il s'agit de chirurgie osseuse, articulaire ou tendineuse.* C'est un point essentiel sur lequel je ne puis m'arrêter ici; mais faute de l'avoir observé, bien des opérateurs ayant une plaie mal drainée, fermée trop hermétiquement ont eu une mauvaise réunion par suite de l'inclusion de sérosité ou de caillots sanguins.

Deuxième technique pour l'exécution de la greffe des extenseurs des orteils et de celui du gros orteil sur le jambier antérieur (*Fig.* 18 et 19).

Pour la greffe des extenseurs des orteils et de l'extenseur du gros orteil sur le jambier antérieur, j'emploie indifféremment le procédé que je viens de décrire (p. 11), ou celui que je vais exposer :

La boutonnière au lieu d'être ouverte sur le jambier, est percée sur la partie tendineuse de l'extenseur commun et sur le tendon de l'extenseur propre du gros orteil (*Fig.* 18).

Le jambier antérieur est sectionné à une hauteur suffisante. Son tendon est amené à travers les boutonnières de l'extenseur commun, puis de l'extenseur propre du gros orteil et enfin il est, par une greffe en fente, rattaché à son extrémité centrale, de sorte qu'il se trouve rétabli dans sa continuité (*Fig.* 19).

Au niveau de la boutonnière située sur l'extenseur commun et sur l'extenseur propre du gros orteil, la greffe est assurée par des points à la soie, suivant notre procédé de « *greffe en fente* » décrit plus haut en détail.

Pour obtenir ici la tension voulue il faut : tenir le pied en flexion; attirer vers le haut, à l'aide d'une de nos pinces, le tendon du jambier antérieur, tandis que les extenseurs sont attirés vers le bas.

TECHNIQUE DE MENCIÈRE DANS LE VALGUS PARALYTIQUE

PREMIER CAS

Examen clinique : Extenseurs des orteils et extenseur du gros orteil normaux ou seulement parésiés. — Jambier antérieur paralysé. — Péroniers normaux ou seulement parésiés.
Technique (Figures 13 à 19) :
    1° Allongement du tendon d'Achille par prothèse à la soie
      (*si valgus équin*) (Figure 13).

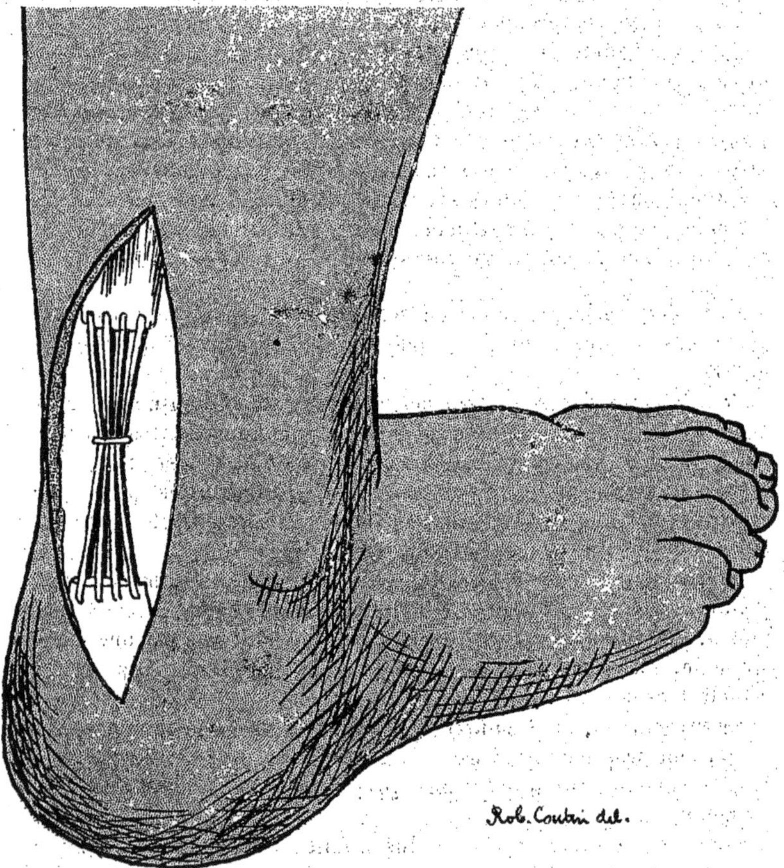

Fig. 13. — Allongement du tendon d'Achille par prothèse à la soie.

2° Greffe des extenseurs des orteils et de celui du gros orteil sur le jambier antérieur (*premier Procédé*) (Figures 14, 15, 16, 17).

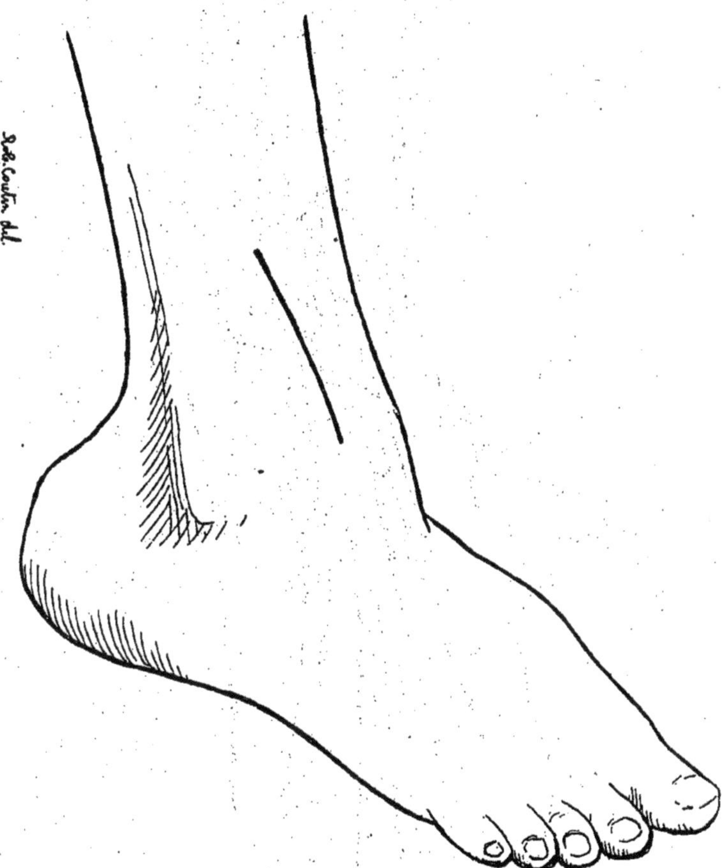

Fig. 14. — Ligne d'incision antérieure.

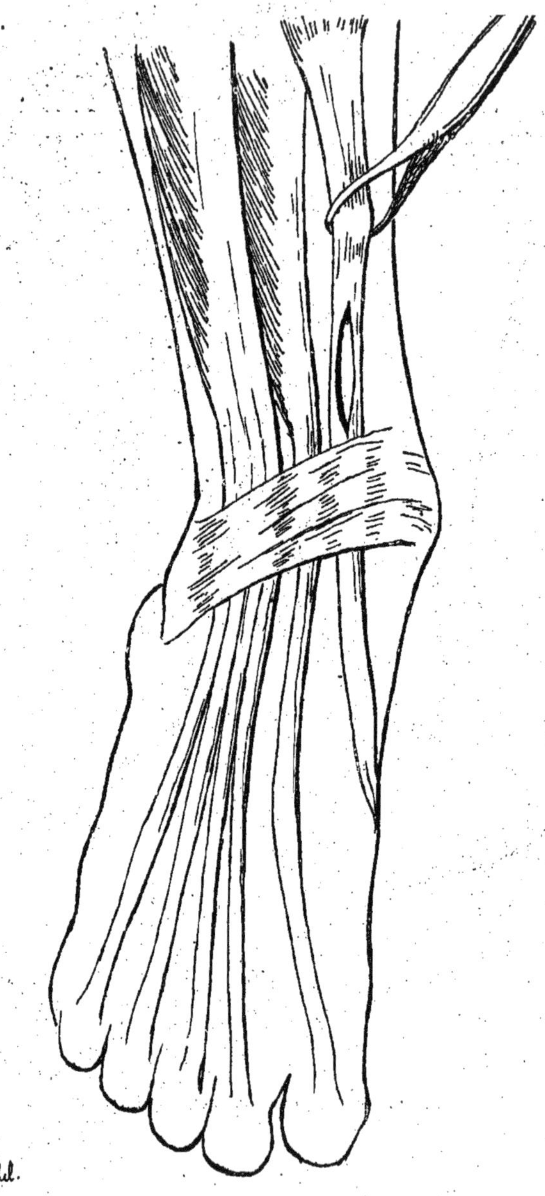

Rob. Coutin del.

Fig. 15. — Percement d'une boutonnière sur le jambier antérieur.

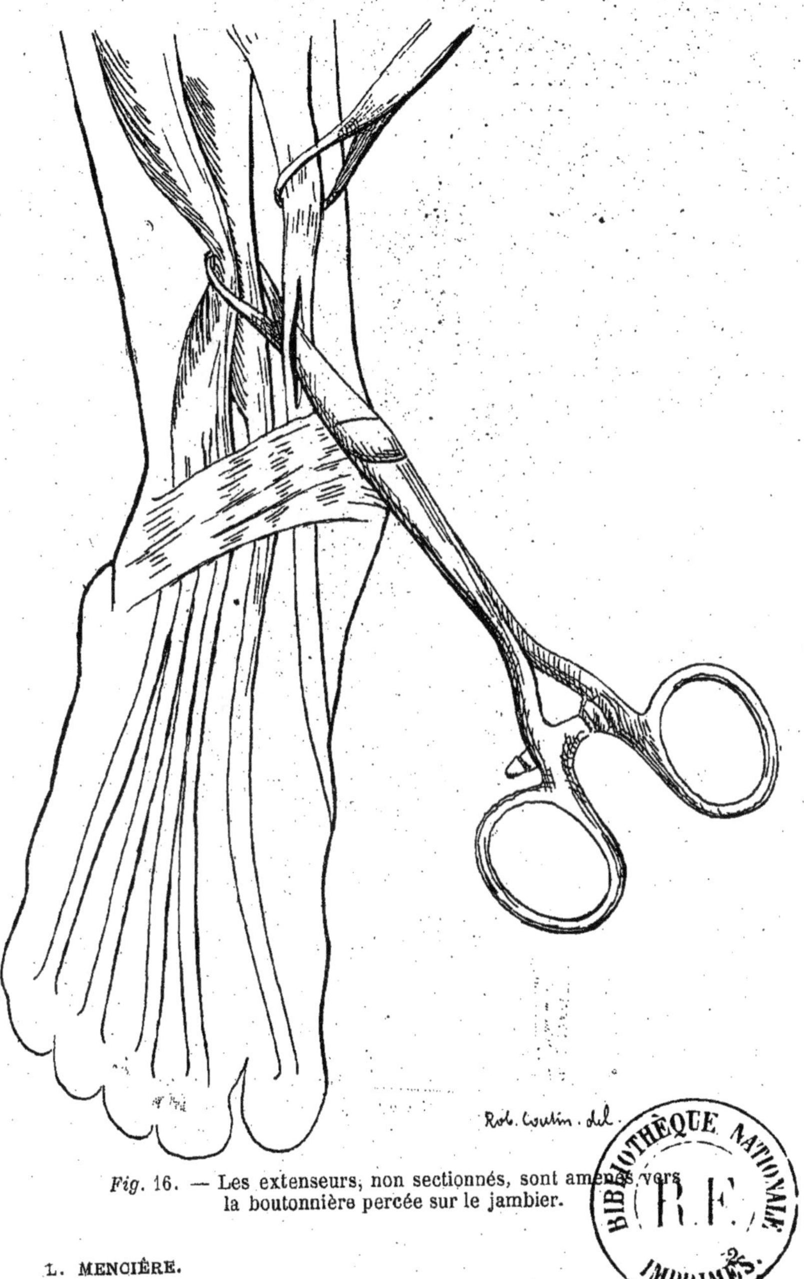

Fig. 16. — Les extenseurs, non sectionnés, sont amenés vers
la boutonnière percée sur le jambier.

L. MENCIÈRE.

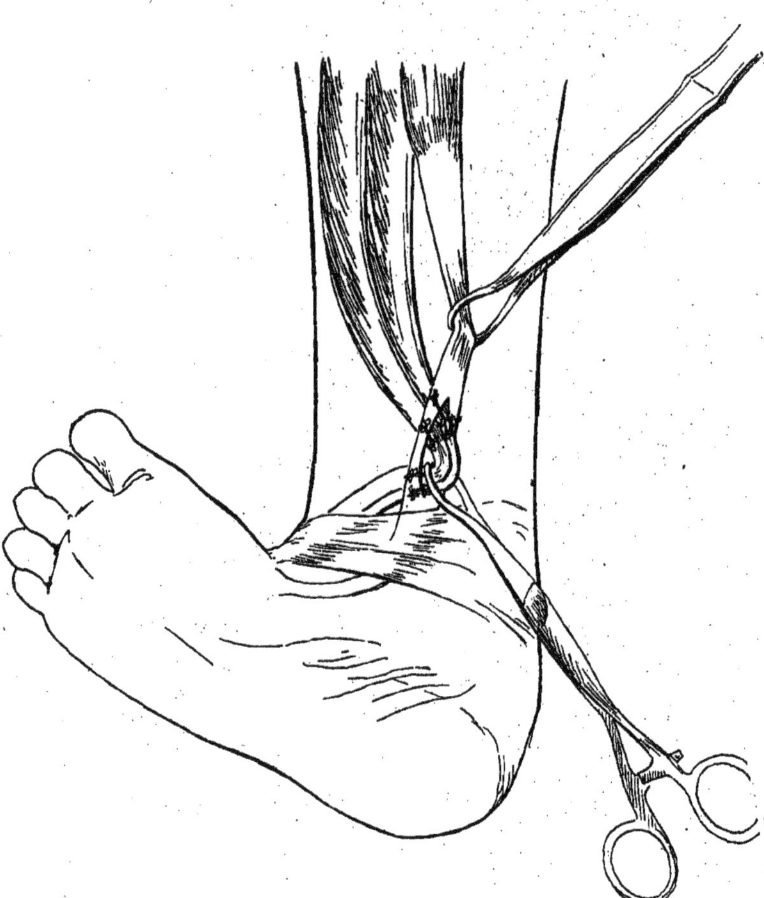

Fig. 17. — Exécution de la greffe en tente par transfixion.
(*Le pied est mis en flexion et légèrement en varus*).

Greffe des extenseurs des orteils et de celui du gros orteil sur le jambier antérieur (*deuxième Procédé*) (Figures 18 et 19).

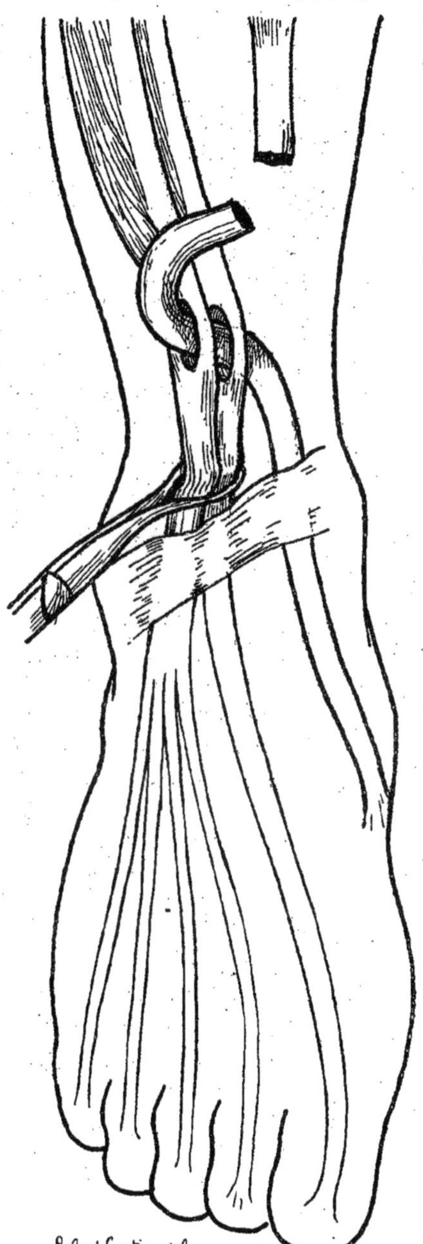

Fig. 18. — Le jambier antérieur sectionné est introduit dans une boutonnière percée sur l'extenseur propre du gros orteil et sur l'extenseur commun des orteils

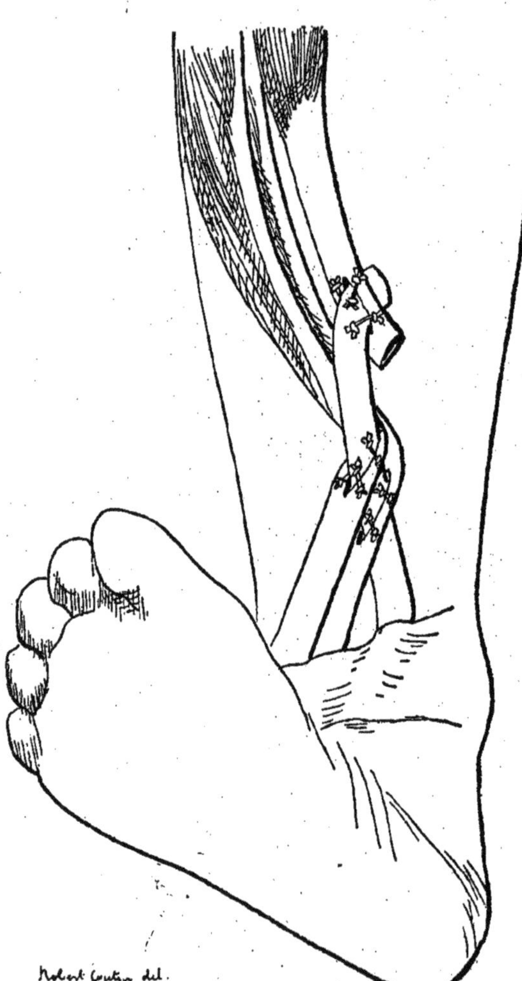

Fig. 19. — Exécution de la greffe en fente.

PIED VALGUS PARALYTIQUE (Suite).

DEUXIÈME CAS.

Les extenseurs des orteils et celui du gros orteil sont comme le jambier antérieur, totalement paralysés ; les péroniers sont normaux ou simplement diminués de valeur.

PROCÉDÉ MENCIÈRE. — 1° Allongement du tendon d'Achille par prothèse à la soie (*Fig.* 13).

2° Greffe du long péronier latéral sur le jambier antérieur. Inclusion du bout périphérique du long péronier latéral dans le court péronier (sans tension), pour maintenir la voûte plantaire (*Fig.* 21, 22, 23, 24).

(Point de technique rigoureusement personnel (1) et imité depuis (2)).

Nous passerons sous silence certains détails calqués sur ceux que nous avons décrits dans la technique précédente.

Mais pour la compréhension de cette intervention, nous devons rappeler certaines données anatomiques et physiologiques qui nous ont servi de base, au moment où nous en avons fixé la technique.

L'opérateur aura présent à l'esprit l'insertion du court péronier et du long péronier latéraux, ainsi que la fonction propre à chacun de ces muscles.

Le court péronier s'insère à l'extrémité du cinquième métatarsien. Le long péronier, logé d'abord dans une gouttière que lui fournit le cuboïde, traverse obliquement la plante du pied de dehors en dedans et d'arrière en avant, et vient se fixer à l'extrémité postérieure du premier métatarsien.

Cette sangle tendineuse maintient la concavité de la voûte plantaire.

Le long péronier latéral 1° étend le pied sur la jambe ; 2° produit la torsion du pied en dehors ; 3° maintient la concavité de la voûte plantaire.

(1) *Congrès de l'Association française pour l'avancement des Sciences*, Reims, 1907. — *Archives provinciales de Chirurgie*, Paris, août 1907.

(2) *Vulpius*, livre de Calot, p. 453.

La greffe du long péronier latéral a été pratiquée également par M. Frœlich en 1904 ; mais sa technique diffère de la nôtre par plusieurs points ; il fait passer le tendon dans l'espace interosseux. Or, une dissection post-opératoire m'a indiqué qu'en pareil cas, il y avait souvent des adhérences. Aussi ai-je systématiquement proscrit le passage des tendons dans les espaces interosseux ; ou du moins je ne le tolère que comme une nécessité. De plus, M. Frœlich ne pratique pas l'inclusion du bout périphérique du long péronier dans le court péronier.

Quelques auteurs greffent le court péronier latéral sur le jambier, mais je préfère utiliser le long péronier.

Des deux premiers mouvements, nous n'avons nul besoin dans le valgus équin. Nous avons intérêt à leur suppression ou tout au moins à l'affaiblissement des groupes musculaires concourant à cette fonction. Nous devons au contraire conserver la fonction qui a pour but le maintien ou la consolidation de la voûte plantaire.

Pour cela, on respectera la sangle (sous plantaire) du long péronier latéral, sangle « active », qui sera incluse dans le court péronier latéral.

La tendance au valgus est supprimée par la section du long péronier latéral, au-dessus du point d'inclusion du bout périphérique dans le court péronier. Bien plus, ce muscle est utilisé à renforcer le jambier antérieur : muscle élévateur de l'avant-pied, fléchisseur du pied sur la jambe, muscle adducteur.

La disposition anatomique de la région péronière est telle, comme le fait remarquer Tillaux, que les deux muscles péroniers latéraux sont inclus dans une loge ostéo-fibreuse qui leur est propre. Les parois de cette loge sont constituées par l'aponévrose jambière en dehors, la face externe du péroné en dedans et deux cloisons aponévrotiques qui se détachent de la face profonde de l'aponévrose d'enveloppe pour se fixer, l'antérieure au bord antérieur du péroné, la postérieure au bord postérieur.

Mais c'est surtout au niveau du bord postérieur de la malléole externe qu'il nous importe de déterminer la situation exacte des tendons péroniers, car c'est là que nous les chercherons. Situés dans une gouttière profonde au niveau du bord postérieur de la malléole externe, ils sont d'abord compris dans une gaîne commune, ils possèdent ensuite une coulisse et une synoviale qui leur sont propres.

Le court péronier est placé en dedans et au-dessous du long péronier. L'opérateur remarquera en outre que le tendon du court péronier latéral, plus interne, n'est pas entièrement dépourvu de fibres musculaires. Nous nous guidons constamment sur cette remarque au cours de nos interventions. On peut aussi, en exerçant une traction sur le tendon, vérifier son point d'insertion.

Nous avons déjà donné à propos de la technique précédente, les rapports du jambier antérieur. Mais si dans cette technique, la greffe doit s'exécuter au-dessus du ligament annulaire, à trois ou quatre doigts au-dessus de l'articulation de façon à utiliser le tendon de l'extenseur commun des orteils, avant qu'il ne soit trop divisé, ici, il n'en est plus de même.

Le long péronier latéral, étant donné le point où volontairement nous le sectionnerons, sera assez long pour venir se greffer près de l'insertion inférieure du jambier antérieur. C'est donc la portion inférieure du jambier antérieur, dans ses rapports, qui nous intéresse ici.

Nous avons vu que l'artère tibiale antérieure et le nerf tibial antérieur, d'abord situés entre le jambier antérieur et l'extenseur commun,

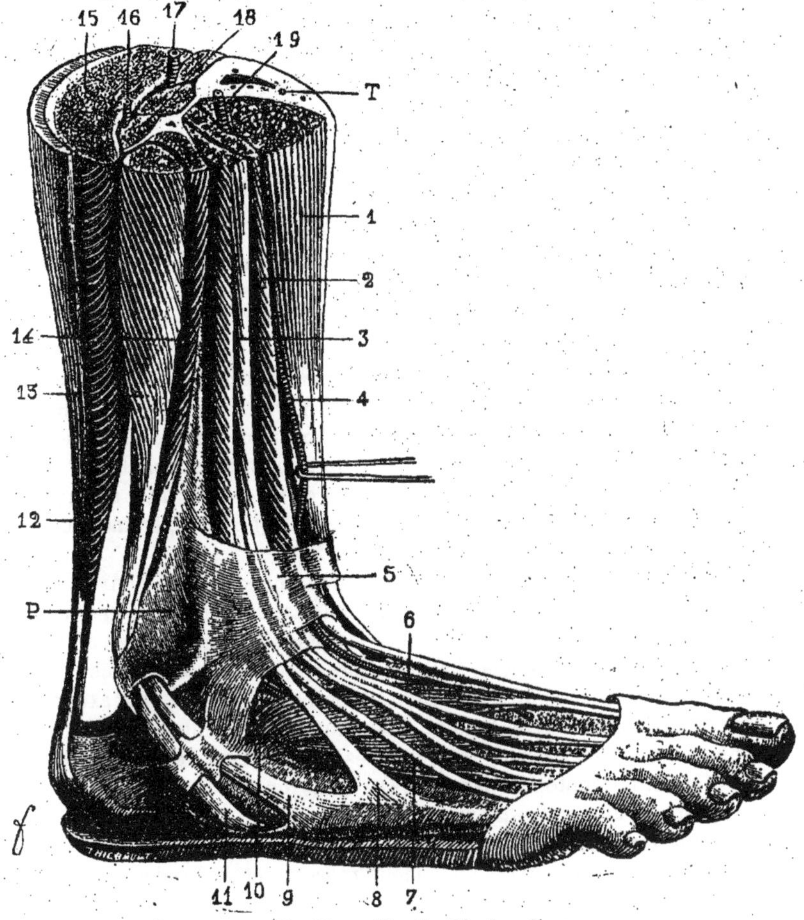

Fig. 20. — D'après Farabœuf.

cheminaient ensuite entre le jambier et l'extenseur propre du gros orteil.

Plus bas, un peu au-dessus du ligament annulaire, c'est-à-dire au point où passera notre ligne d'incision antérieure, l'extenseur propre du gros orteil se place entre le paquet vasculo-nerveux et le tendon du jambier antérieur et « le supplante dans son rôle de satellite ».

Dans la portion tarsienne, le tendon du jambier antérieur recouvert par l'aponévrose dorsale du pied, passe sur la tête de l'astragale, le scaphoïde et le premier cunéiforme, glisse sur la face interne de celui-ci et vient s'insérer sur sa face inférieure, émettant une expansion au niveau du premier métatarsien. Nécessairement notre ligne d'incision antérieure devra être déterminée par ces considérations anatomiques.

Technique opératoire. — Ligne d'incision latérale externe (*Fig.* 21). — L'opérateur se place en dehors du membre. Il repère l'extrémité postérieure (apophyse) du cinquième métatarsien, (insertion du court péronier latéral). Il repère également un point situé en arrière, à mi-chemin du bord postérieur de la malléole et du tendon d'Achille. Un troisième point, situé très haut sur la face externe du péroné, à l'union du tiers moyen et du tiers inférieur de cet os, est déterminé. L'opérateur trace une ligne de haut en bas ou de bas en haut (suivant le côté), en incisant seulement la peau, ligne réunissant les différents points indiqués en passant par la pointe de la malléole externe. Dans son ensemble, la ligne d'incision, longue de 20 centimètres, dont 6 centimètres en avant de la pointe de la malléole et le reste au-dessus, affecte dans le bas une courbe accentuée enclavant la malléole. Dans sa partie supérieure, cette ligne est légèrement oblique de bas en haut et d'arrière en avant.

L'incision cutanée tracée, l'opérateur fend l'aponévrose d'enveloppe.

Le tissu cellulaire est déchiré à la sonde cannelée ou avec une petite spatule (1), et l'on trouve en arrière le tendon d'Achille. Il est allongé par une prothèse à la soie. Cette prothèse, vu l'incision franchement latérale placée assez loin du tendon d'Achille, est plus facile à exécuter que le dédoublement du tendon. Etant donné les manipulations à faire subir au pied, on prépare cette prothèse en repérant le tendon et en pratiquant la ténotomie dans le bas ; mais on n'exécute la prothèse proprement dite, qu'au moment de fermer les sutures cutanées, quand tout est terminé. Ceci pour éviter de faire sauter la prothèse pendant les différentes manœuvres qu'exige le redressement du pied.

Le tendon d'Achille repéré et préparé, on passe à la recherche du long péronier latéral. Celui-ci est inclus en avant de l'incision dans la loge ostéo-fibreuse précédemment décrite. Le tissu cellulaire écarté, l'opérateur aperçoit dans le fond de l'incision et un peu en avant, une aponévrose résistante, paroi de la loge ostéo-fibreuse. Cette aponé-

(1) MENCIÈRE. — Instrumentation, *Congrès français de Chirurgie*, Paris, 1907.

vrose est incisée sur toute la hauteur de l'incision cutanée. On repère le tendon du long péronier latéral. Pour plus de facililé, on le cherche en arrière, près de la malléole externe. C'est le tendon le plus superficiel, ne présentant pas de fibres musculaires adhérentes ; il est saisi avec une de nos pinces. Quelques mouvements de traction nous fixent sur son identité. Sans inciser sa gouttière propre ostéo-fibreuse au niveau de la malléole externe, les tissus sont libérés au bistouri, en respectant cependant les ligaments articulaires. L'opérateur suit le tendon jusqu'au niveau de la gouttière du cuboïde, puis se dirigeant un peu en dedans et plus en avant, il tombe sur l'insertion du court péronier latéral. Les tendons sont repérés avec soin à ce niveau : le tendon du court péronier latéral, en dehors de son point d'insertion qui nous fixe sur son identité, est situé plus en avant et en dedans que le tendon du long péronier latéral.

A 3 centimètres environ de la gouttière du cuboïde, le tendon du long péronier latéral est sectionné et on en saisit l'extrémité périphérique par une de nos pinces.

Une fente est percée (*Fig.* 22) dans le court péronier latéral, et le bout périphérique du long péronier y est fixé *sans tension* par notre procédé de greffe en fente et par transfixion. La sangle péronière qui assure le maintien de la voûte plantaire n'est donc pas sacrifiée ; le court péronier sera désormais chargé de maintenir cette voûte.

Soulevant alors le long péronier latéral avec la pince et le saisissant entre le pouce et l'index, dans une compresse, le chirurgien l'attire au-dessus de la malléole externe dans la ligne d'incision. Le tendon glisse dans sa gouttière et vient dans la plaie opératoire. Il faut prendre soin de le recouvrir par les lèvres de l'incision qui sont provisoirement fermées par trois ou quatre de nos pinces (1). La plaie est ainsi à l'abri des souillures, le tendon est au milieu des tissus et ne se refroidit pas.

Ligne d'incision antérieure. — L'opérateur place alors le membre directement sur le plan de la table et trace l'incision antérieure longue de 10 cent. environ ; elle est située mi-partie au-dessus, mi-partie au-dessous de l'articulation. Elle suit la direction du tendon du jambier antérieur et passe un peu en dehors de lui. Elle est donc légèrement courbe en dedans et dirigée obliquement de dedans en dehors et de haut en bas. Elle arrive dans le bas, au voisinage du point d'insertion du jambier.

Passage du tendon greffé. — Au niveau de l'extrémité supérieure de l'incision, une spatule passe-tendon (*Fig.* 23) est très obliquement

(1) MENCIÈRE.—*Congrès français de Chirurgie*, Paris, 1907-1908. Instrumentation.

dirigée en haut et en dehors sous l'aponévrose jambière. Elle pénètre dans la loge des péroniers, assez haut pour que le long péronier ait une direction aussi verticale que possible en se dirigeant vers sa nouvelle insertion. Le tendon est relié par un fil à la spatule qui l'attire en avant au voisinage du jambier. Toujours nous avons trouvé le long péronier latéral assez long pour exécuter la greffe, grâce au point bas où nous pratiquons sa section.

Exécution de la greffe (*Fig.* 24). — Le pied étant mis alors en flexion forcée (*greffe en tension*), nous fixons le long péronier latéral par une greffe en fente située le plus bas possible près du point d'insertion du jambier. Ceci suffit, et la greffe ostéo-périostique est une complication inutile.

Les plaies opératoires sont toujours lavées au sublimé, l'asepsie étant insuffisante et l'antisepsie nécessaire dans les opérations de greffe ; puis elles sont suturées au crins de Florence, comme il a été indiqué dans notre technique générale.

Le pied est immédiatement placé dans un plâtre léger et il y est maintenu de 6 à 7 semaines ; il sera ensuite soumis à des massages prudents, puis, peu à peu à la mécanothérapie et au dressage, à la rééducation ou plutôt à l'éducation que toute greffe nécessite, si l'on veut obtenir un bon résultat (1).

(1) MENCIÈRE. — *Congrès français de Chirurgie* Paris, 1903-1905-1907, *loco citato.*

TECHNIQUE de MENCIÈRE dans le VALGUS PARALYTIQUE (SUITE).

DEUXIÈME CAS.

Examen clinique : Extenseurs des orteils et extenseur du gros orteil totalement paralysés comme le jambier antérieur. — Péroniers normaux ou simplement diminués de valeur.

Technique (Figures 21, 22, 23, 24) :

1º Allongement du tendon d'Achille (*si valgus équin*) (Figure 13).

2º Greffe du segment inférieur du long péronier latéral sur le court péronier (*tension moyenne*) (Figure 22).

3º Greffe du segment supérieur du long péronier latéral sur le jambier antérieur au niveau de son point d'insertion (*Greffe en fente*) (Figures 23 et 24).

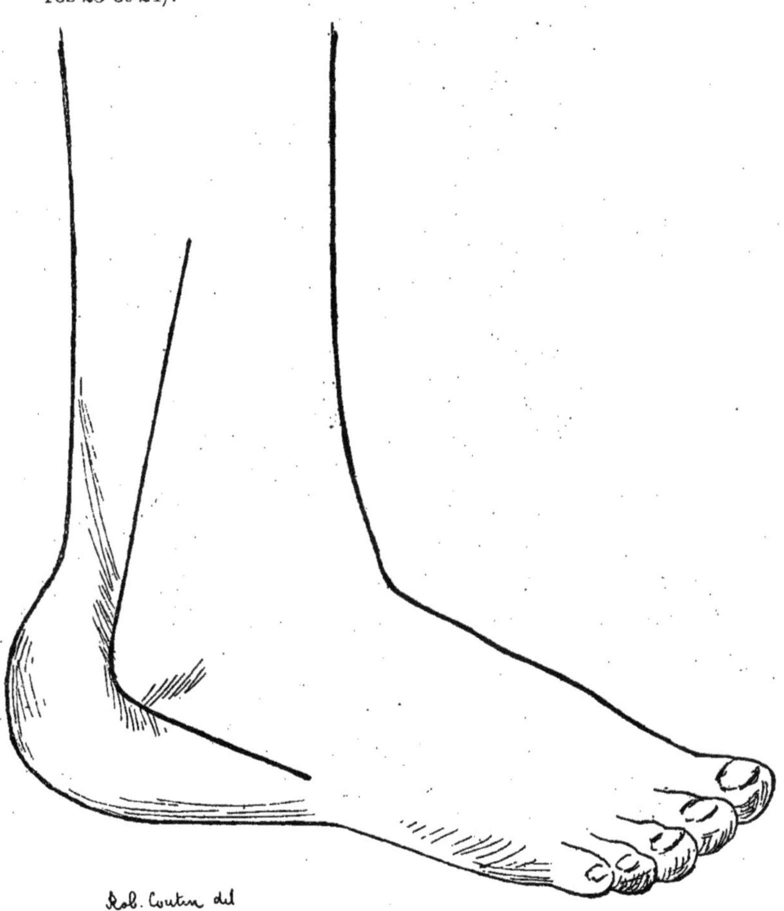

Rob. Coutin del

Fig. 21. — Ligne d'incision latérale externe.

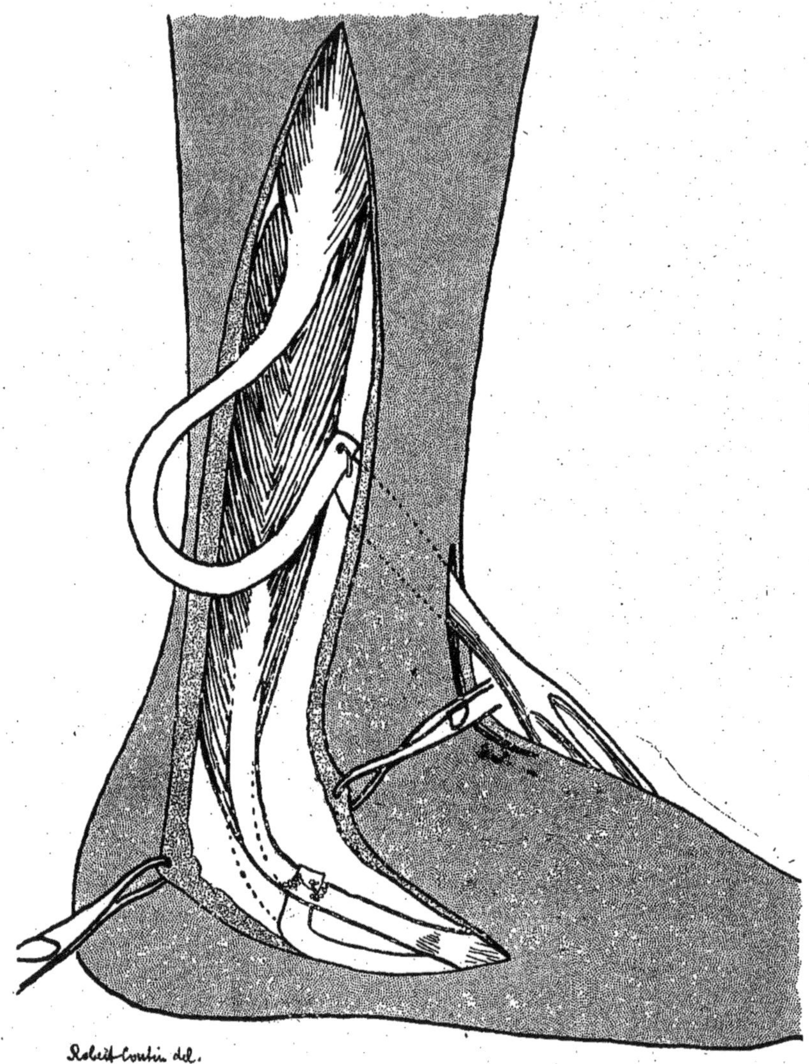

Fig. 22. — Inclusion du bout périphérique du long péronier
dans le court péronier (*sans tension*).

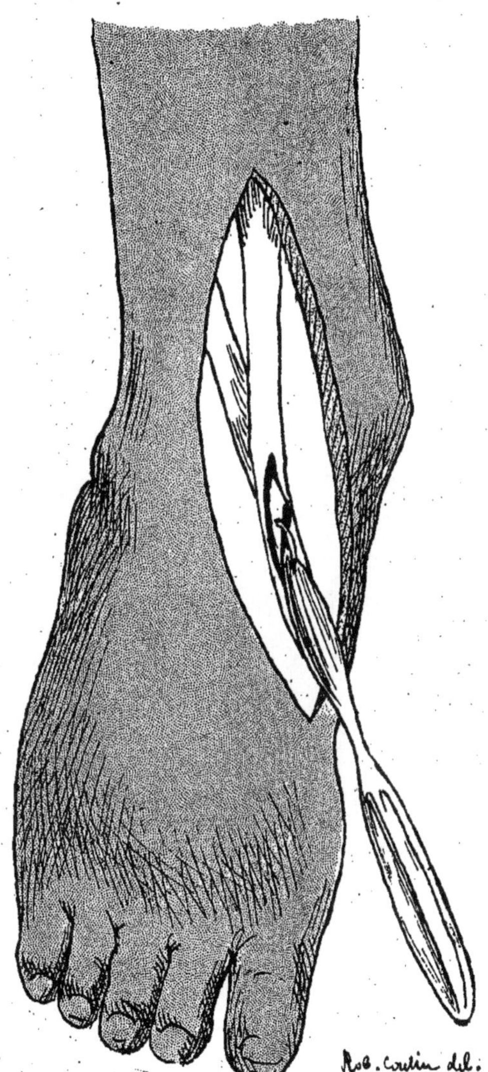

Fig. 23. — Inclusion du tendon du long péronier latéral dans la boutonnière percée sur le jambier.

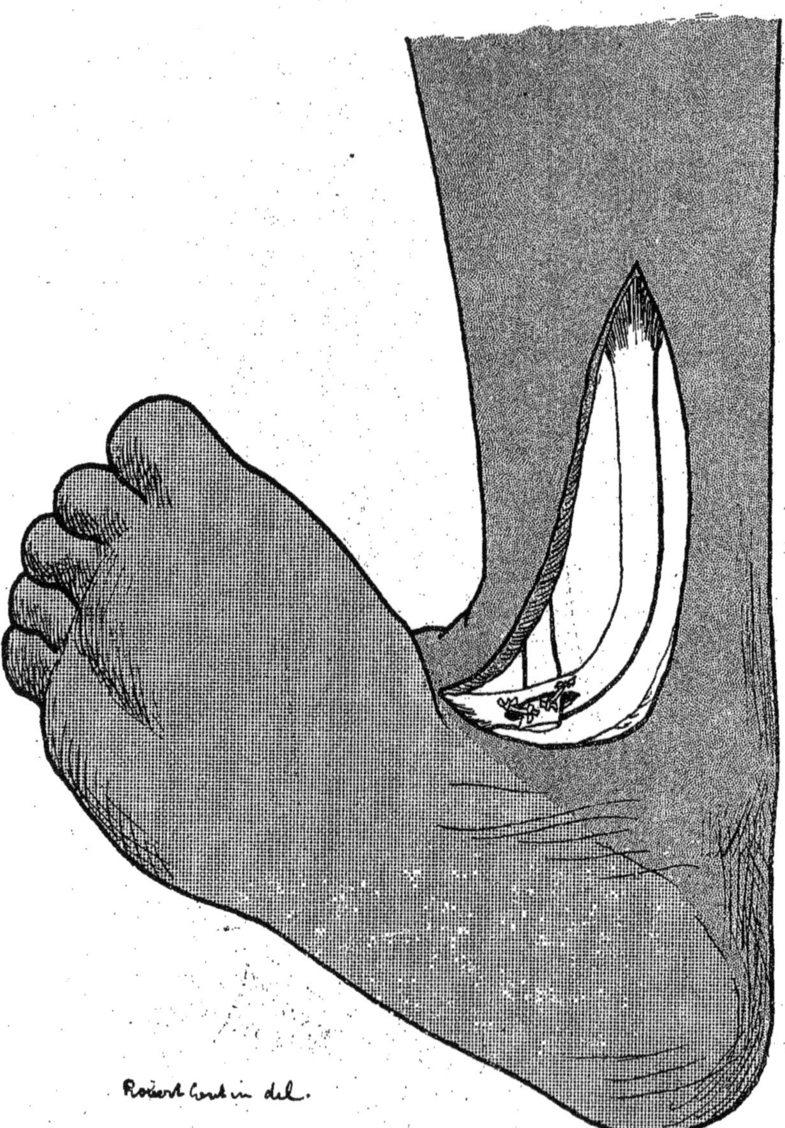

Fig. 24. — Exécution et suture de la greffe sur le jambier.

PIED VARUS PARALYTIQUE.
(Généralement varus équin)

D'après nos observations, deux cas se présentent habituellement :

1er CAS : Les extenseurs des orteils sont normaux ou seulement parésiés, mais suffisants ; l'extenseur du gros orteil étant normal ou seulement parésié, mais suffisant.

Le jambier antérieur est paralysé, les péroniers sont paralysés.

Le triceps sural est normal ou seulement parésié.

2e CAS : Tous les muscles sont paralysés : extenseurs des orteils, extenseur du gros orteil, jambier antérieur, péroniers........

Seuls, le triceps sural et les fléchisseurs des orteils sont parfois normaux, mais généralement parésiés.

PREMIER CAS.

Indications : a) Corriger le varus ; b) Corriger l'équinisme.

PROCÉDÉ MENCIÈRE. — Combinaison de la *greffe* des extenseurs des orteils et de celui du gros orteil, pris en masse, sans section sur le jambier antérieur, et de la *greffe* d'une partie du tendon d'Achille, dédoublé, sur le long péronier latéral, le chef interne du tendon d'Achille bénéficiant d'une prothèse à la soie.

a) Pour corriger le varus :

Greffe de la moitié externe du tendon d'Achille bien libéré, sur le long péronier latéral, muscle abducteur paralysé (*Fig.* 25).

b) Pour corriger l'équinisme :

1° Faire un allongement de la moitié interne du tendon d'Achille dédoublé, par une prothèse à la soie (*Fig.* 25).

2° Greffe des extenseurs des orteils et de celui du gros orteil non sectionnés et pris en masse, sur le jambier antérieur (*Fig.* 26) (Technique déjà décrite page 11, à propos du valgus).

C'est à mon avis le procédé de choix, et le plus physiologique parce qu'il ne demande aucune rééducation, la flexion étant redemandée à des fléchisseurs.

Technique opératoire. — L'opérateur se place en dehors du membre qui repose par la face interne de son extrémité inférieure sur un coussin de sable.

a) 1er TEMPS (*Fig.* 25). — Pour tracer la ligne d'incision, repérez un point situé à mi-chemin du tendon d'Achille et du long péronier latéral. Menez une ligne parallèle à ces deux tendons et passant par le point indiqué, aboutissant ou commençant (suivant le côté) à deux travers de doigt au-dessus de la pointe de la malléole externe.

Incisez la peau. A l'aide de la sonde cannelée, écartez le tissu cellulaire. Cherchez en arrière le tendon d'Achille. Pratiquez très bas sa ténotomie. Dédoublez le tendon aux ciseaux ou mieux avec le bistouri-serpette. Poussez ce dédoublement très haut, presqu'au niveau des fibres musculaires. Mobilisez avec un soin particulier le chef externe. Placez le pied en flexion forcée ; faites une prothèse à la soie au niveau du chef interne, que vous allongez ainsi de la longueur voulue.

Allez maintenant chercher dans la partie antérieure de votre incision la loge ostéo-périostique qui contient les péroniers. Pénétrez dans cette loge. Repérez le tendon le plus superficiel, le plus cylindrique, celui qui est dépourvu de fibres musculaires adhérentes. Chargez-le sur une de nos pinces. Tirez légèrement sur le tendon et vérifiez son identité. Placez le pied en flexion, abduction et rotation externe (ceci est essentiel pour greffer en tension) (*Fig.* 25).

Un aide attire en haut le long péronier latéral. L'opérateur ouvre une boutonnière sur le long péronier latéral, aussi bas que possible, avant qu'il ne s'engage dans sa gouttière rétro-malléolaire. Le chef externe du tendon d'Achille est passé dans cette boutonnière, attiré par une pince ou un fil de soie, et la greffe est fixée *en fente et par transfixion,* comme il a été indiqué page 8. Le chef externe du tendon d'Achille dédoublé est désormais fixé *en tension voulue* sur le long péronier latéral, abducteur et rotateur externe, paralysé.

Suture de la peau aux crins de Florence, sans drainage.

Je considère cette greffe comme le moyen le plus efficace que nous possédions pour corriger le varus.

Reste à lutter contre l'équinisme.

b) 2e Temps. — L'allongement du chef interne du tendon d'Achille a déjà supprimé une des causes de l'équinisme. Sur le trajet de la ligne indiquée pour le valgus (page 24), faites sur la région antérieure de l'extrémité inférieure de la jambe, une incision de 8 centimètres environ, aboutissant ou commençant (suivant le côté), à deux doigts au-dessus de l'articulation et ne comprenant que la peau. Divisez l'aponévrose jambière. Cherchez en dedans le tendon du jambier antérieur, en dehors les tendons du long extenseur du pouce et de l'extenseur commun des orteils. Pratiquez, sur le jambier antérieur, la greffe de l'extenseur commun des orteils et de l'extenseur propre du gros orteil, pris en masse et sans les sectionner (*Fig.* 26). N'oubliez pas de pratiquer cette greffe sous une tension voulue.

La longue description que j'ai donnée de cette intervention (p. 11), à propos du valgus me dispense de plus amples détails.

Cette greffe combattra l'équinisme, permettra la flexion, ou tout au moins maintiendra le pied en position normale.

TECHNIQUE DE MENCIÈRE DANS LE VARUS PARALYTIQUE

PREMIER CAS.

Examen clinique : Extenseurs des orteils et extenseur du gros orteil normaux ou seulement parésiés. — Jambier antérieur, péroniers paralysés. — Triceps sural normal ou seulement parésié.

Technique (Figures 25 et 26) :

1° Greffe du chef externe du tendon d'Achille dédoublé, sur le long péronier latéral (Figure 25).

2° Allongement du chef interne du tendon d'Achille, par prothèse à la soie (Figure 25).

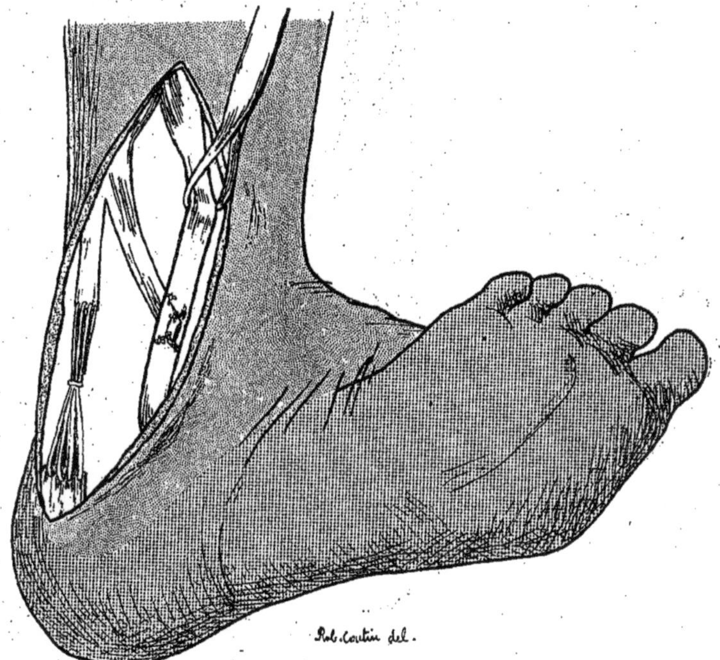

Fig. 25. — Exécution de la greffe du chef externe du tendon d'Achille sur le long péronier, et de la prothèse sur le chef interne.

3° Greffe des extenseurs du gros orteil et de celui du gros orteil
sur le jambier antérieur (Figures 14, 15, 16, 26).

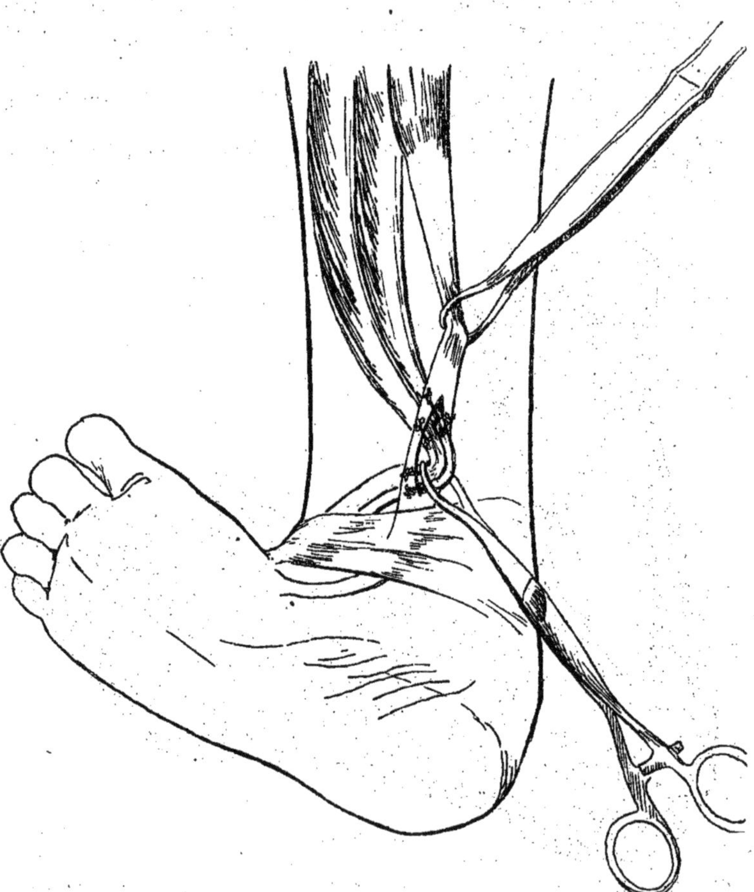

Fig. 26. — Exécution de la greffe sur le jambier.

PIED VARUS PARALYTIQUE (Suite).

DEUXIÈME CAS.

Tous les muscles sont paralysés : extenseurs des orteils, extenseur du gros orteil, jambier antérieur, péroniers.

Seuls, le triceps sural et les fléchisseurs des orteils sont parfois normaux, mais généralement parésiés.

Il ne faut pas ici espérer de greffes actives, mais plutôt la formation de sangles activo-passives, de sangles vivantes maintenant le pied en position corrigée. La question de l'arthrodèse (qui sera toujours une phéno-arthrodèse) (1) se posera parfois. Ce sera question d'habitude et de tact de la part du chirurgien pour prendre une décision.

Supposons que la greffe soit décidée. J'estime que l'on a le choix entre deux procédés.

PREMIER PROCÉDÉ MENCIÈRE. — Deux incisions sont pratiquées au niveau de l'extrémité inférieure de la jambe. L'une postérieure et externe découvre le tendon d'Achille, et le long péronier latéral. Le tendon d'Achille est divisé en deux chefs, l'un interne, l'autre externe.

Une deuxième incision antérieure découvre le jambier antérieur. La moitié interne du tendon d'Achille passée à travers l'espace interosseux, est greffée en tension sur le jambier antérieur pour corriger l'équin (placez le pied en flexion pendant la greffe). La moitié externe du tendon d'Achille est greffée sur le long péronier latéral pour corriger le varus. On peut créer un tendon médian au tendon d'Achille par une prothèse à la soie ; le tendon d'Achille ainsi modifié aura donc trois chefs.

DEUXIÈME PROCÉDÉ MENCIÈRE. — 1° Incision latérale externe comme pour le valgus (p. 24). Le tendon d'Achille est libéré et divisé en deux chefs. Section du long péronier latéral le plus haut possible, au niveau du point de jonction du tendon et du muscle.

L'incision cutanée respecte ici la région péri-malléolaire, mais en avant de la malléole, elle se continue jusqu'au niveau de l'extrémité postérieure du 5e métatarsien. On repère le court et le long péronier latéraux dans la partie antérieure de l'incision.

2° Sur la tête du 5e métatarsien, un petit pont ostéo-fibreux est creusé. Le long péronier latéral est attiré et passé sous ce pont. On crée là une véritable poulie de réflexion, qui provoque un changement de direction pour le tendon du long péronier latéral.

(1) MENCIÈRE. — *Congrès français de Chirurgie*, Paris, 1903, 1905, 1907.

3° Celui-ci est attiré en avant, grâce à une incision antérieure sur le cou-de-pied. Le pied est mis en forte flexion et rotation externe. Le tendon du long péronier latéral est passé à travers l'espace interosseux et vient se greffer sur le chef interne du tendon d'Achille, tandis que le chef externe est allongé par une prothèse à la soie.

J'avais vu pratiquer une greffe non identique, mais analogue, par mon collègue Codivilla, de Bologne ; je l'ai ensuite exécutée moi-même avec succès, mais je n'ai obtenu que des greffes activo-passives, des sangles vivantes maintenant le pied en bonne attitude.

Varus équin par paralysie spastique.

Les opérations précédentes sont applicables dans le cas de déformations consécutives à la poliomyélite antérieure, paralysie flasque.

S'il s'agit de paralysie spastique, paraplégie spasmodique (maladie de Little), hémiplégie cérébrale infantile, la technique doit être modifiée. Ceci ressort expressément de l'étude de mes observations.

Il ne s'agit plus là de véritables paralysies, mais surtout de spasmes, et d'autre part, les muscles sont parfois peu modifiés de valeur malgré l'énorme déformation du squelette. Ces muscles ont dû jadis être plus atteints qu'ils ne le sont actuellement pour avoir permis de pareilles déformations osseuses.

Le tendon d'Achille sera allongé par une prothèse à la soie (*Fig.* 13) et jamais simplement ténotomisé, ce qui peut ici entraîner le talus.

Jamais on ne pratiquera de greffe sur les muscles antérieurs, fléchisseurs du pied ; on courrait au devant d'une hypercorrection et d'un talus inévitables. Par contre, la greffe (*Fig.* 25) d'une partie externe du tendon d'Achille sur le long péronier latéral, corrige l'adduction du pied et n'entraîne pas l'hypercorrection (cette greffe ne devra être pratiquée qu'avec une tension moyenne).

Mais ce qui importe, ce sont les interventions au niveau du squelette : tarsectomies, modelages, ainsi que la section de l'aponévrose plantaire, fréquemment indispensable.

Après le pied remis en forme par modelage du squelette, allongement des tendons et des aponévroses, les muscles, qui en somme ne sont pas véritablement paralysés, reprennent peu à peu leur fonction.

Je possède de beaux exemples et des cures heureuses dans le cas de déformation spasmodique du pied.

Je considère que cette déformation (varus équin) est due surtout aux contractures et plus tard aux rétractions, en particulier à celle du triceps sural.

Le muscle possède un excès de contractilité ; or j'ai constaté qu'il fallait non pas raccourcir le muscle paralysé comme dans la poliomyélite, mais l'allonger pour réduire son excès de « *sensibilité contractile* ».

De l'examen de mes observations, je puis déduire les deux règles suivantes :

Un muscle frappé de poliomyélite (paraysie flasque) verra sa contractilité augmenter par son raccourcissement.

Un muscle frappé de paralysie spasmodique verra son spasme diminuer ou disparaître, sa contractilité se régulariser par son allongement.

PIED TALUS PARALYTIQUE

Quelle que soit la variété de talus, talus direct, talus valgus, talus pied creux, la lésion dominante est la paralysie du triceps sural.

Si le jambier antérieur n'est pas paralysé, les extenseurs des orteils et celui du gros orteil n'étant pas paralysés ou seulement parésiés, si d'autre part le long péronier latéral est paralysé, le court péronier étant paralysé ou simplement parésié, le pied sera en talus direct.

Talus direct.

Technique. — L'opérateur aura le choix entre deux procédés : Il pratiquera une greffe de la moitié du jambier antérieur dédoublé (passant à travers l'espace interosseux) sur le tendon d'Achille, le pied mis en forte extension, le calcanéum repoussé en haut et en arrière.

Ou bien encore, une greffe d'une moitié du tendon d'Achille restée adhérente par le bas, au calcanéum, et venant se greffer sur le court péronier latéral non paralysé ou simplement parésié.

Le tendon du court péronier latéral étant rubané, mince, se prête mal à un dédoublement ; mieux vaut dédoubler le tendon d'Achille.

Mais ces deux interventions, surtout la première, s'adressent à des cas défavorables, la perte du long péronier latéral, dans le talus, nous enlevant le moyen le plus puissant que nous ayons pour la correction de cette difformité. Ces deux procédés, notamment le premier, ne fourniront que des greffes activo-passives, maintenant le pied en position normale sans assurer le mouvement.

Le talus direct est rare, je ne l'ai rencontré que deux fois.

La lésion caractéristique dans le talus, quelle que soit sa variété, est donc toujours : *paralysie du triceps sural.*

La lésion secondaire, mais déterminante au point de vue de la variété du talus, ainsi qu'au point de vue de la technique opératoire et des résultats fonctionnels est : *paralysie du long péronier latéral*.

Suivant que le long péronier latéral est, ou n'est pas paralysé, on a, ou l'on n'a pas le talus direct ; la technique opératoire est celle que nous venons de décrire, ou devient celle que nous allons exposer ; le résultat est : greffe activo-passive, maintenant simplement le pied, ou : greffe active, permettant le mouvement.

D'après mes observations, le long péronier latéral est généralement conservé (fait heureux !) et les deux formes habituelles sont :

a) — Le *talus valgus*.

b) — Le *talus pied creux*.

Talus valgus.

L'indication dominante est : paralysie du triceps sural avec péroniers non paralysés ou légèrement parésiés, mais la technique varie suivant que ie jambier est, ou n'est pas paralysé.

Donc, deux variétés de technique dans le talus valgus suivant que l'on a :

α Paralysie du jambier (cause du valgus); paralysie du triceps sural avec péroniers non paralysés ou légèrement parésiés.

β Jambier normal (valgus dû surtout aux déformations ostéo-fibreuses et ligamenteuses), paralysie du triceps sural avec péroniers non paralysés ou seulement parésiés.

Première variété de Talus valgus.

Procédé Mencière. — Correction du *talus* : Greffe d'une partie du tendon du long péronier latéral dédoublé sur le tendon d'Achille (*Fig.* 27).

Correction du *valgus* : Greffe de l'extenseur commun des orteils et de l'extenseur propre du gros orteil non paralysés sur le jambier antérieur (*Fig.* 28).

Technique opératoire. — L'opérateur se place en dehors du membre, qui repose sur un coussin de sable par sa face interne.

1er Temps (*Fig.* 27). — Incision cutanée. Un peu au-dessus de la pointe de la malléole externe et en un point situé à mi-chemin des péroniers et du tendon d'Achille, tracez de bas en haut ou de haut en bas (suivant le côté), une ligne parallèle au tendon d'Achille et aux péroniers, et longue de 10 cent.

L'opérateur recherche en avant le long péronier, s'assure de son identité (se rappeler les remarques anatomiques que j'ai indiquées à propos du valgus et de la recherche du long péronier (page 21)) et le divise en deux moitiés avec le bistouri-serpette, en laissant adhérente

dans sa continuité la moitié antérieure. Le chef postérieur du long
péronier latéral, libéré, est sectionné le plus bas posssible ; on le fixe
avec une pince.

En arrière, au niveau de la lèvre postérieure de la ligne d'incision,
le chirurgien repère le tendon d'Achille et, le plus bas possible, il
pratique une boutonnière dans ce tendon.

L'aide présente le pied en forte extension ; et, de plus, il repousse
fortement en haut et en arrière, la partie postérieure du calcanéum.

Le chef postérieur du long péronier latéral est passé à l'aide d'une
pince fine ou d'un fil de soie, dans la boutonnière pratiquée très bas
(*greffe en tension*) sur le tendon d'Achille. La greffe « *en fente et
par transfixion* » assure une solidité absolue, d'autant plus que le
chef du long péronier peut être retourné en anse et solidement assu-
jetti.

2e TEMPS (*Fig.* 28). — Le membre est placé sur sa face postérieure.
L'opérateur, par une incision antérieure (comme il a été dit page 21,
à propos du valgus), pratique la greffe des extenseurs des orteils et de
celui du gros orteil, non sectionnés, sur le jambier antérieur.

Au moment de pratiquer cette greffe, la partie postérieure du calcanéum est toujours repoussée en haut ; mais l'avant-pied (et l'avant-
pied seulement), est soulevé et porté lentement en rotation interne.
L'aide soulève le bord interne du pied pour corriger le valgus ; la
greffe est alors fixée.

Nicoladoni, et d'autres après lui, ont utilisé les péroniers pour suppléer le triceps. Mais, outre que la technique de la greffe n'est pas celle
que j'emploie, ce qui constitue mon procédé personnel pour le *talus
valgus*, c'est la combinaison du 1er et du 2e temps opératoires qui
viennent d'être décrits et dont la réunion forme une technique d'ensemble, appliquée à la correction d'une difformité déterminée.

TECHNIQUE DE MENCIÈRE
DANS LE TALUS VALGUS PARALYTIQUE

PREMIER CAS.

Examen clinique : Paralysie du jambier (*cause du valgus*) ; paralysie du triceps sural ; péroniers normaux, ou seulement diminués de valeur, mais suffisants.

Technique (Figures 27 et 28) :

1º Greffe d'une partie du tendon du long péronier latéral dédoublé sur le tendon d'Achille (Figure 27).

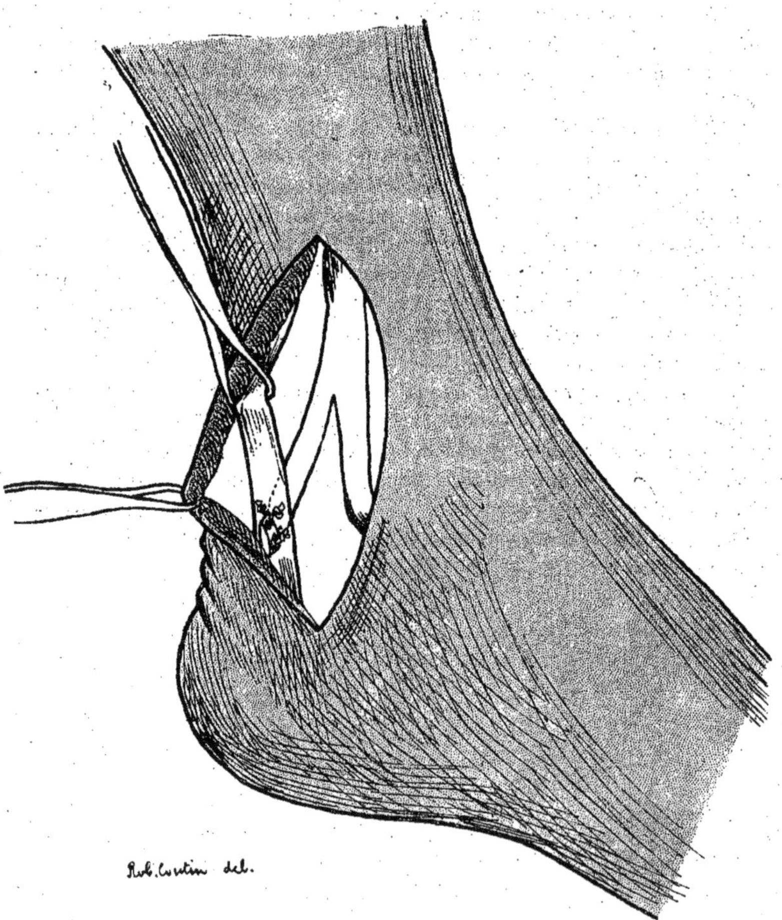

Fig. 27. — Exécution de la greffe sur le tendon d'Achille.

2º Greffe des extenseurs des orteils et de celui du gros orteil
sur le jambier antérieur (Figure 28).

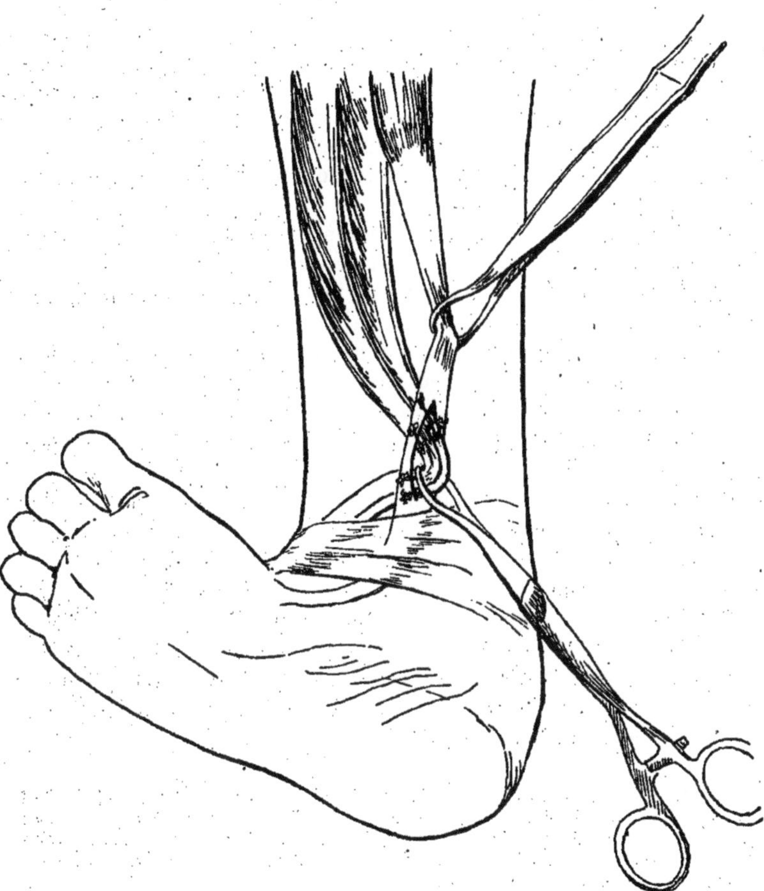

Fig. 28. — Exécution de la greffe sur le jambier.

PIED TALUS PARALYTIQUE (Suite).

Deuxième variété de Talus valgus.

Le jambier n'est pas paralysé : paralysie du triceps sural ; péroniers normaux ou seulement parésiés. Le valgus n'est pas ici dû à la paralysie du jambier antérieur, mais plutôt aux déformations ostéo-fibreuses et ligamenteuses. La voûte plantaire refaite, le jambier sera capable de maintenir le bord interne du pied.

Procédé Mencière (1). — Correction du valgus : L'intervention porte sur le squelette (Ogston) (*Fig*. 29).

Correction du talus : Greffe d'une moitié du tendon du long péronier latéral dédoublé sur le tendon d'Achille (*Fig*. 30).

L'opérateur se place en dehors du membre qui repose, par sa face externe sur un coussin de sable.

1er Temps (*Fig*. 29). — Opération d'Ogston (2). Incision antéro-postérieure, aboutissant à, ou partant de la pointe de la malléole interne (suivant le côté), et se terminant en avant au niveau de l'interligne de Lisfranc (articulation du 1er cunéiforme avec le 1er métatarsien).

Cette incision passe sur la saillie de la tête astragalienne, herniée sur la face interne du pied.

On enlève un coin à base plantaire et interne, contenant partie ou totalité de la tête de l'astragale et partie du scaphoïde (3).

Suture de la peau aux crins de Florence, sans drainage.

2e Temps (*Fig*. 30). — Le membre est placé sur sa face interne.

L'opérateur procède, comme il a été dit plus haut (voir première variété de pied talus valgus, page 38), à la greffe d'une moitié du long péronier latéral sur le tendon d'Achille.

---

(1) Notre technique consiste dans l'union des deux procédés décrits. C'est ainsi qu'en 1901, Tubby a bien greffé le long péronier latéral sur le tendon d'Achille ; mais sa technique pour la greffe est différente, et il n'a pas pratiqué l'ablation d'un coin osseux à base interne. Il corrigea le talus, mais le valgus résista légèrement, dit-il lui-même.

(2) Mencière. — Opération d'Ogston, *Congrès français de Chirurgie*, Paris, 1902.

(3) Toutes les interventions osseuses sont pratiquées à ma Clinique avec l'Ostéotome-Revolver, qui, mû par l'acide carbonique liquide, sert à sculpter les extrémités osseuses et articulaires. [Présentation à l'Académie de Médecine, Paris, 17 mars 1903].

TECHNIQUE DE MENCIÈRE
DANS LE TALUS VALGUS PARALYTIQUE (Suite).

DEUXIÈME CAS.

Examen clinique : Jambier, péroniers non paralysés ; paralysie du triceps
sural. Déformations ostéo-fibreuses et ligamenteuses (*constituant le
valgus*).
Technique (Figures 29 et 30) : Union et combinaison de
   1° l'ablation d'un coin osseux à base plantaire-interne.
      (*Opération d'Ogston*) (Figure 29).

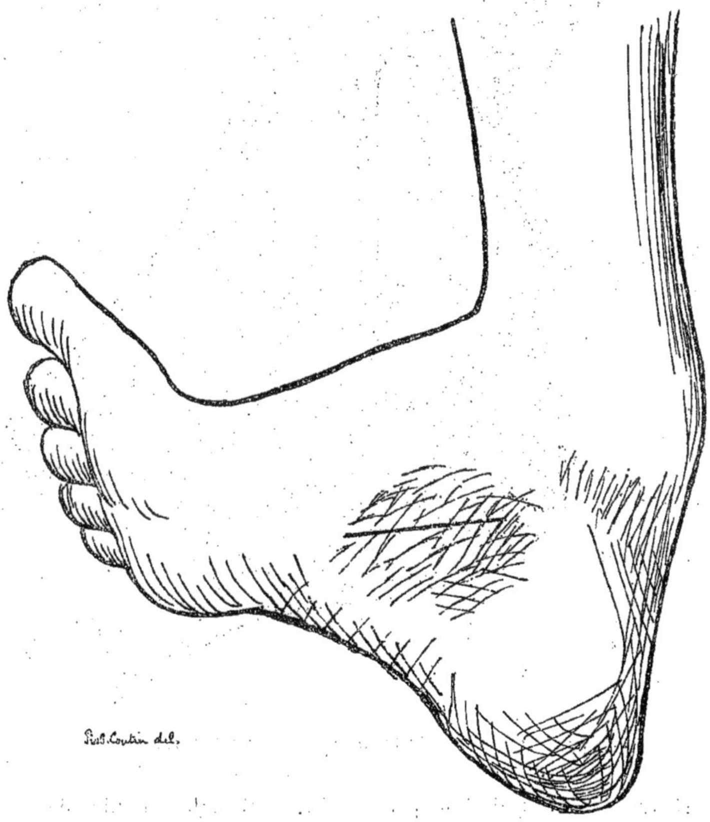

Fig 29. — Ligne d'incision pour l'Opération d'Ogston.

Avec

2° Greffe d'une partie du tendon du long péronier latéral dédoublé, sur le tendon d'Achille (Figure 30).

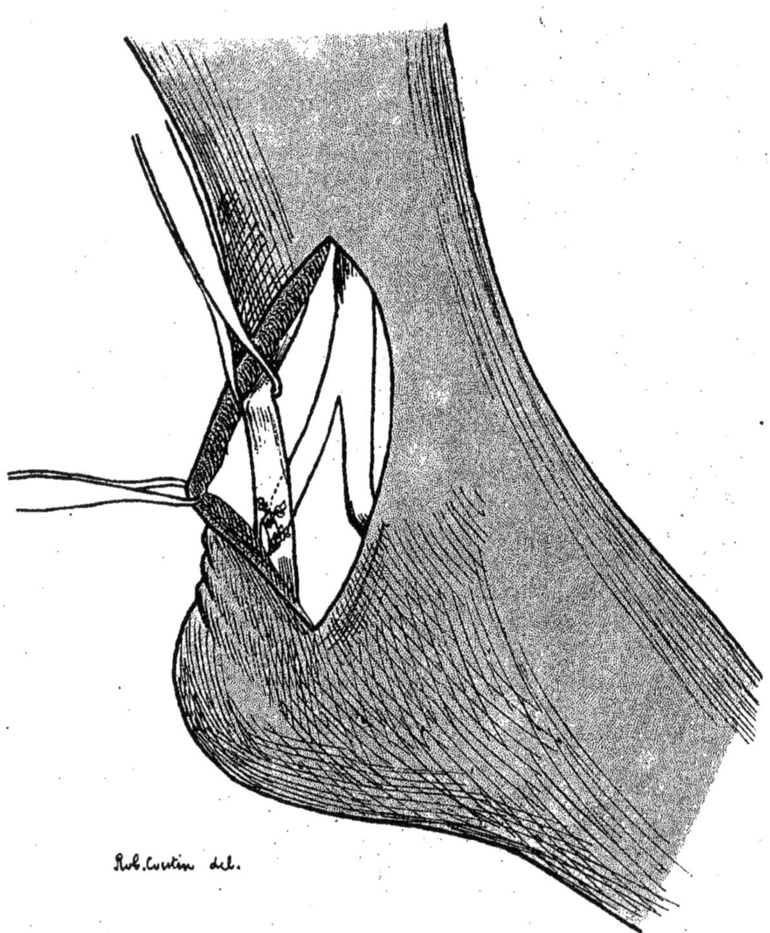

Fig. 30. — Exécution de la greffe sur le tendon d'Achille.

NOTA. — Notre technique personnelle. consiste dans l'union des deux procédés décrits.

PIED TALUS PARALYTIQUE (Suite).

Talus pied creux.

Dans le *talus direct* et le *talus valgus*, le pied étant en talus, l'extrémité postérieure du calcanéum regarde le sol, mais la voûte plantaire est normale ; l'avant-pied continue l'arrière-pied suivant la direction habituelle.

Dans le *talus pied creux*, le calcanéum conserve aussi sa direction anormale en talus ; mais en outre, l'avant-pied s'infléchit sur l'arrière-pied, la voûte plantaire se creuse : on a un pied « *talus* » par déplacement du calcanéum en arrière, « *creux* » par déplacement de l'avant-pied en avant.

En consultant les lésions, on voit cependant qu'il faut ranger cette déformation plutôt dans le pied talus que dans le pied creux. La correction de la difformité emprunte ses moyens à la fois à la technique du pied talus et à la technique du pied creux.

D'après mes observations, cette forme appartient à la poliomyélite antérieure.

La paralysie du triceps sural unie à la rétraction de l'aponévrose plantaire constitue la lésion. Le jambier antérieur, les extenseurs des orteils et celui du gros orteil, les péroniers ici sont normaux.

PROCÉDÉ MENCIÈRE (1). — 1° Ténotomie sous-cutanée ou à ciel ouvert de l'aponévrose plantaire (*Fig.* 31).

2° Ostéotomie transversale cunéiforme à base supérieure au niveau de la clef de voûte du pied creux (*Fig.* 32-33).

3° Greffe de la moitié du tendon du long péronier latéral sur le tendon d'Achille (*Fig.* 34).

Technique opératoire. — L'opérateur se place en dehors du membre.

1° Il pratique la ténotomie de l'aponévrose plantaire (*Fig.* 31).

2° Deux lignes d'incisions parallèles (*Fig.* 32) de 10 centimètres environ, plus longues ou plus courtes suivant la longueur du pied, sont menées, l'une sur le bord interne, l'autre sur le bord externe. Le milieu de ces deux lignes doit correspondre au niveau de la clef de voûte formée par le pied creux.

Incision de la peau. Respect des tendons et des parties molles. Le bistouri pénètre ensuite jusque sur le squelette. En dedans et en

____

(1) Ici, comme dans les techniques précédentes, ce qui constitue notre procédé, outre l'intervention sur le squelette, qui nous est absolument particulière, c'est la combinaison des différents procédés dans le plan opératoire.

dehors, c'est-à-dire par l'incision interne et externe, on passe une rugine au ras du squelette et l'on soulève un vaste lambeau dorsal contenant périoste, parties molles et tendons, et laissant à découvert toute la région dorsale du squelette du pied au sommet de la clef de voûte plantaire.

La clef de voûte plantaire est formée par les cunéiformes et le cuboïde déformé. C'est là qu'est le point maximum de flexion.

Ces os ont glissé en haut, leur face supérieure est hypertrophiée ; la tête des métatarsiens participe également à ce phénomène de déformation et d'hypertrophie à leur face supérieure.

Les lésions ont déterminé ma technique.

Le lambeau dorsal du pied soulevé par un aide avec un écarteur plat, je pratique, en passant alternativement par l'incision interne et externe, l'ablation du coin osseux à base supérieure portant au niveau des cunéiformes et du cuboïde (*Fig.* 33). Parfois, une partie de la tête des métatarsiens est comprise dans ce coin osseux ; mais toujours leur face supérieure est rabotée à plat pour diminuer son épaisseur (1).

Le pied est modelé sur la barre caoutchoutée (2) pour distendre les parties molles plantaires.

Suture de la peau aux crins de Florence. Le pied *creux* est corrigé.

3° On exécute la greffe de la moitié du tendon du long péronier latéral sur le tendon d'Achille (*Fig.* 34). (Correction du *talus*). Voir la description page 38.

---

(1) Depuis que j'ai fait et publié cette opération (1903-1905, *Congrès français de Chirurgie*, Paris), je l'ai retrouvée présentée sous un autre titre et avec une modification dans la ligne d'incision de la peau. C'est ainsi que dans la *Semaine Médicale* du 27 janvier 1909, je vois que M. A. Hoffmann assistant de M. le Pr B. V. Beck, de Carlsruhe, vient de proposer pour le pied creux, la résection de l'articulation de Lisfranc : ablation totale des trois cunéiformes, ablation partielle du cuboïde et avivement des bases métatarsiennes.

Cette intervention n'est autre que celle que j'ai pratiquée et indiquée (1903-1905) avant M. Hoffmann, qui, en changeant la ligne d'incision cutanée et surtout en voulant en faire une opération typique, commet une erreur non plus de date, mais de technique. D'une façon générale, les opérations typiques ne valent rien en orthopédie et dans le cas particulier la résection doit être un peu plus large ou un peu plus économique suivant le cas. Parfois même il faudra agir jusque sur le scaphoïde, le cuboïde, la tête hypertrophiée de l'astragale. Mais généralement la clef de voûte plantaire est située au niveau des trois cunéiformes.

(2) *Congrès de Pédiatrie de Rouen*, 1904.

TECHNIQUE DE MENCIÈRE DANS LE TALUS PIED CREUX

Examen clinique : Paralysie du triceps sural ; rétraction de l'aponévrose plantaire. — Jambier antérieur, péroniers, extenseurs des orteils, extenseur du gros orteil normaux.

Technique (Figures 31, 32, 33, 34) :

1º Ténotomie sous-cutanée ou à ciel ouvert de l'aponévrose plantaire. (Figure 31).

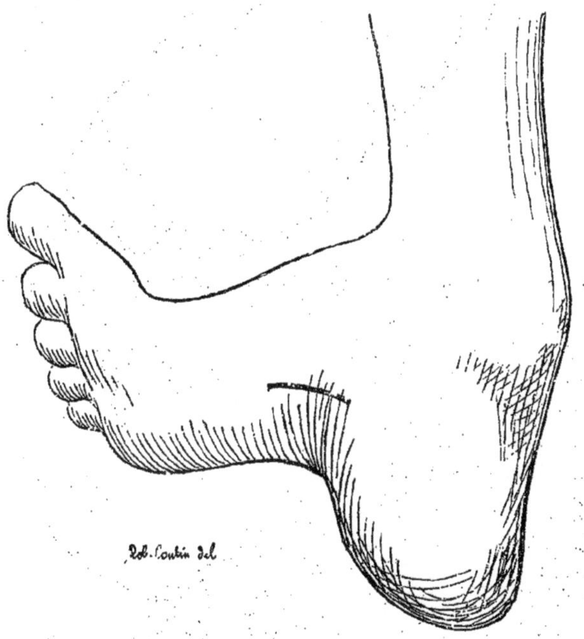

Fig. 31. — Ligne d'incision pour la ténotomie de l'aponévrose plantaire.

2º Ostéotomie transversale cunéiforme à base supérieure au niveau de la clef de voûte plantaire du pied creux (Figures 32 et 33).

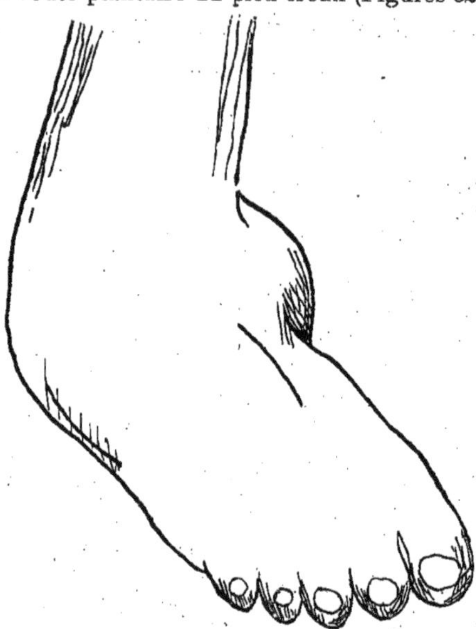

Fig. 32. — Ligne d'incision pour l'ostéotomie transversale cunéiforme.

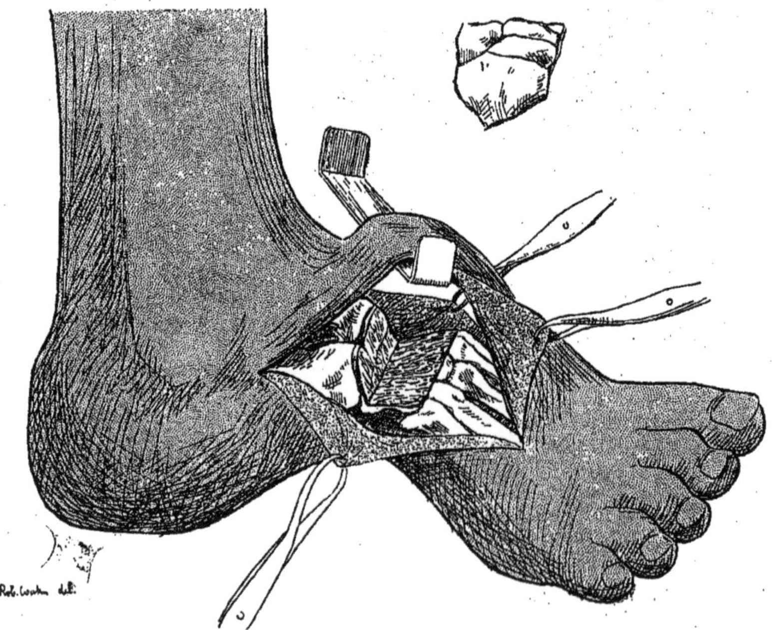

Fig. 33. — Exécution de l'ostéotomie transversale cunéiforme.

3° Greffe d'une partie du tendon du long péronier latéral dédoublé,
sur le tendon d'Achille (Figure 34).

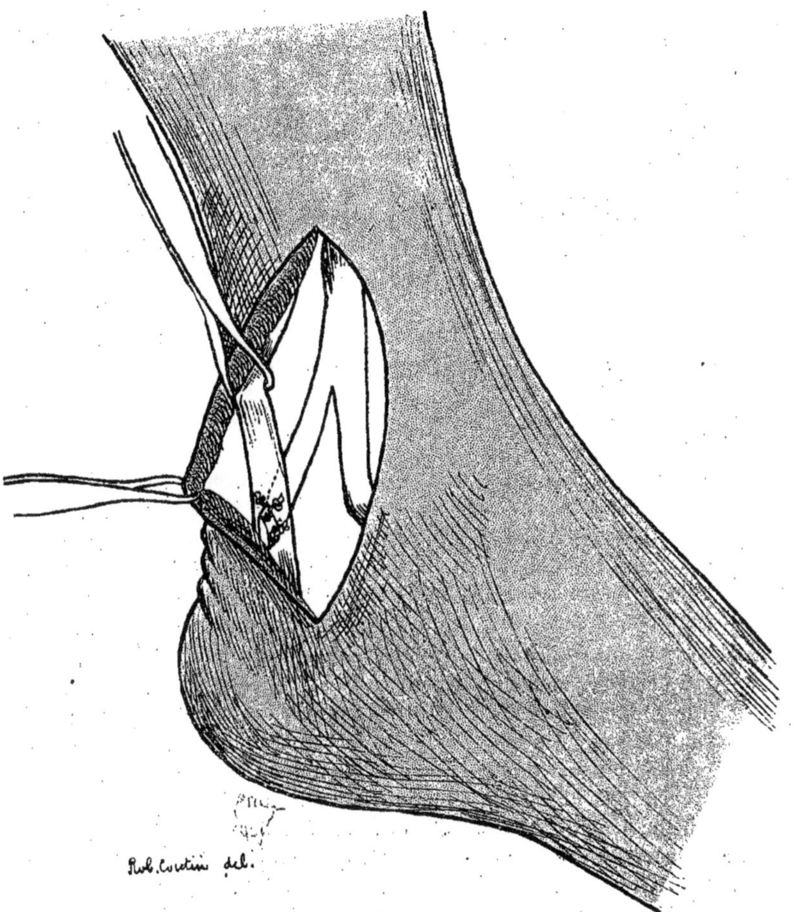

Fig. 34. — Exécution de la greffe sur le tendon d'Achille.

L. MENCIERE.

PIED CREUX PARALYTIQUE.

(Creux sans talus).

Nous avons classé le pied *creux talus* dans le chapitre des pieds talus, nous en avons décrit la technique sous le nom de technique du *talus pied creux*.

C'est qu'en effet, cette difformité, due à la poliomyélite antérieure (d'après nos observations), est avant tout une déformation du pied en *talus* et secondairement en *creux*. Ce qui donne à la technique son originalité, c'est également la correction du talus.

Dans le chapitre du pied creux paralytique, nous nous occuperons du pied *creux sans talus*. Le pied creux pur est rare ; nous ne l'avons pas rencontré.

D'après nos observations, les formes habituelles sont :

a) *Le creux valgus*, type du pied creux paralytique dû à la poliomyélite antérieure.

b) *Le creux varus*.

c) *Le creux équin*.

Ici, une remarque essentielle est nécessaire. Le talus pied creux (creux talus) et le creux valgus au point de vue pathogénique, sont généralement tributaires de la poliomyélite antérieure (paralysie flasque), et sont dus à des lésions musculaires franchement paralytiques.

Dans le creux varus et le creux équin, il s'agit plus souvent de paralysies spasmodiques ou bien s'il s'agit de poliomyélite antérieure, les lésions musculaires sont moins franchement paralytiques.

Ceci demande une explication.

Si la poliomyélite antérieure est en cause, on remarque, fait curieux, que la paralysie des muscles ne correspond nullement à l'excessive difformité du squelette; on a la sensation que ces muscles ont dû s'améliorer ; qu'à un moment donné leurs lésions, pour avoir permis pareille déformation du squelette devaient être beaucoup plus sérieuses. La déformation du squelette, plutôt que les lésions musculaires qui sont relativement moyennes, domine la situation.

S'il s'agit de paralysie spastique : paraplégie spasmodique (Maladie de Little) ou hémiplégie cérébrale infantile (et il en est presque toujours ainsi dans le pied creux équin), les choses se comprennent plus facilement. Les muscles ne sont pas réellement paralysés, c'est la règle dans ces affections. Les contractures, les rétractions tendineuses et aponévrotiques suffisent bien à elles seules à amener l'excessive déformation du squelette que nous constatons.

Creux valgus.

(Type du Pied creux paralytique).

Je n'ai pas décrit cette variété dans le chapitre du pied valgus, parce que ce qui le caractérise au point de vue anatomo-pathologique et au point de vue technique opératoire, c'est d'être creux.

D'après nos observations, le pied creux valgus est produit par :

La perte du jambier antérieur, franchement paralysé (poliomyélite).

Le long péronier latéral peut être diminué, légèrement parésié, mais il n'est pas perdu.

L'extenseur commun des orteils et l'extenseur propre du gros orteil peuvent être diminués de valeur, mais ils sont cependant suffisants.

Le triceps sural peut également être frappé d'un certain degré de parésie, mais il se contracte encore d'une façon satisfaisante.

La perte du jambier entraîne la chute de l'avant-pied ; le long péronier latéral a encore assez d'énergie contractile pour favoriser le valgus.

Le triceps sural n'a pas une énergie contractile capable de maintenir le pied en équin et en varus, mais il est cependant suffisant pour empêcher la chute de l'extrémité postérieure du calcanéum, ce qui constituerait le talus.

L'extenseur commun des orteils et l'extenseur propre du gros orteil ne peuvent éviter la chute de l'avant-pied, mais ils peuvent favoriser le valgus.

PROCÉDÉ MENCIÈRE. — Des lésions constatées, découle la technique opératoire :

Corriger le *creux* au niveau de la charpente ostéo-fibreuse ;

Eviter la récidive en suppléant la paralysie du jambier antérieur.

1° Ostéotomie cunéiforme à base supérieure au niveau de la clef de voûte plantaire (*Fig.* 35).

(Eviter l'opération d'Ogston qui corrigerait le valgus, mais qui augmenterait le pied creux).

2° Ténotomie de l'aponévrose plantaire ou pas, suivant son degré de rétraction.

3° Greffe des extenseurs des orteils et de l'extenseur du gros orteil sur le jambier antérieur pour corriger le valgus ou la tendance au valgus (*Fig.* 36).

J'ai décrit l'ostéotomie cunéiforme à base supérieure au niveau de la clef de voûté plantaire à propos du talus pied creux (*Fig.* 32-33).

La greffe des extenseurs des orteils et de l'extenseur du gros orteil sur le jambier antérieur a été décrite page 11 et suivantes (*Fig.* 14, 15, 16, 17, 18, 19).

Ce qui constitue notre technique personnelle pour le pied *creux valgus,* c'est l'union de ces deux procédés.

L'opérateur doit toujours commencer par exécuter les opérations osseuses ; il passe ensuite à la greffe.

TECHNIQUE DE MENCIÈRE DANS LE CREUX VALGUS

Examen clinique :

Perte du jambier antérieur (franchement paralysé) (poliomyélite antérieure).

Le long péronier latéral peut être diminué, légérement parésié, mais non perdu.

Les extenseurs des orteils et l'extenseur du gros orteil peuvent être diminués de valeur, mais ils sont suffisants.

Le triceps sural peut également être frappé d'un certain degré de parésie, mais il se contracte suffisamment.

Technique (Figures 35 et 36) :

1° Ostéotomie transversale cunéiforme, à base supérieure au niveau de la clef de voûte plantaire (Figure 35).

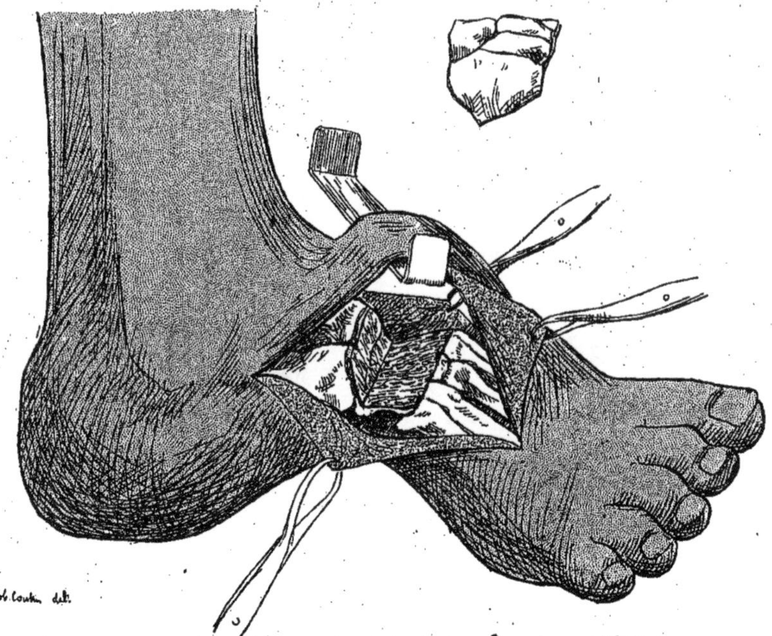

Fig. 35. — Exécution de l'Ostéotomie transversale cunéiforme.

2° Greffe des extenseurs des orteils et de celui du gros orteil
sur le jambier antérieur (Figures 14, 18, 19).

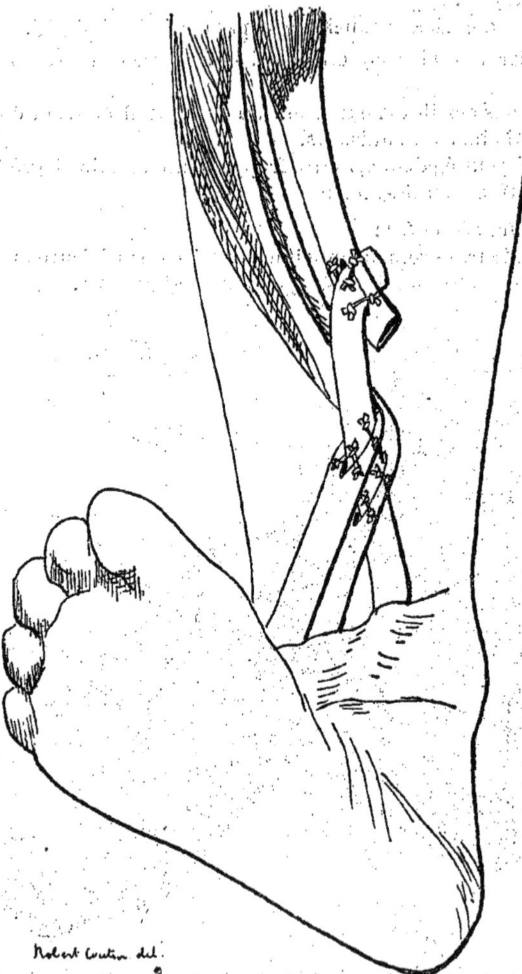

Fig. 36. — Exécution de la greffe : Suture.

PIED CREUX PARALITYQUE (Suite).
Creux varus.

Le *creux varus* possède un certain degré d'équinisme, mais c'est le varus qui domine.

Examen clinique d'après nos observations :

Le jambier antérieur, l'extenseur propre du gros orteil ont une valeur suffisante.

L'extenseur commun des orteils se contracte peu, mais n'est pas entièrement perdu.

Les fléchisseurs des orteils sont diminués.

Les péroniers se contractent normalement.

Le triceps sural réagit, mais on constate une rétraction du tendon d'Achille (varus et équin).

L'aponévrose plantaire est fortement rétractée ; c'est elle qui constitue le pied creux.

De l'examen clinique se dégage l'impression que les muscles ont dû, à un moment donné, être beaucoup plus atteints qu'ils ne le sont actuellement, car en somme, sauf l'extenseur commun des orteils, dont le rôle est beaucoup moins important que celui du jambier antérieur (ici conservé), pour le maintien de l'avant-pied, les lésions musculaires ne sont pas suffisantes pour expliquer la déformation du pied.

Les lésions principales, à l'heure actuelle, sont les déformations du squelette et les rétractions tendineuses et aponévrotiques.

Technique opératoire. — 1° Allongement du tendon d'Achille par dédoublement ou par prothèse à la soie (*Fig.* 37).

2° Ténotomie de l'aponévrose plantaire (*Fig.* 38).

3° Tarsectomie cunéiforme à base supérieure au niveau de la clef de voûte plantaire (*Fig.* 39).

Ici, cette tarsectomie cunéiforme à base supérieure doit subir une variante et s'unir à une tarsectomie externe, plus ou moins étendue suivant les lésions, pour corriger le varus.

Mais le fait important, c'est que les greffes sont inutiles. Les rétractions tendineuses et aponévrotiques supprimées, le squelette modifié, le pied remis en forme et en attitude nermales, les muscles pourront, par le traitement et la rééducation et sans avoir besoin de greffe, assurer le maintien du pied, éviter la récidive et permettre une grande partie des mouvements.

On voit de quelle importance peuvent être pour les indications opératoires, dans cette variété de creux varus, les remarques que nous avons faites au cours de nos interventions et de nos examens de malades. Elles nous ont amené à déterminer les variétés de déformations qui nécessitent ou non des greffes.

TECHNIQUE DE MENCIÈRE DANS LE CREUX VARUS

Examen clinique (d'après nos observations) :
Jambier antérieur, extenseur du gros orteil, valeur suffisante.
Extenseur commun se contracte peu, mais pas entièrement perdu.
Fléchisseurs des orteils diminués, péroniers se contractent normalement.
Triceps sural réagit, mais rétraction du tendon Achille ; aponévrose plantaire
fortement rétractée.
Technique (Figures 37, 38, 39).
1° Allongement du tendon d'Achille, par prothèse à la soie (Figure 37).

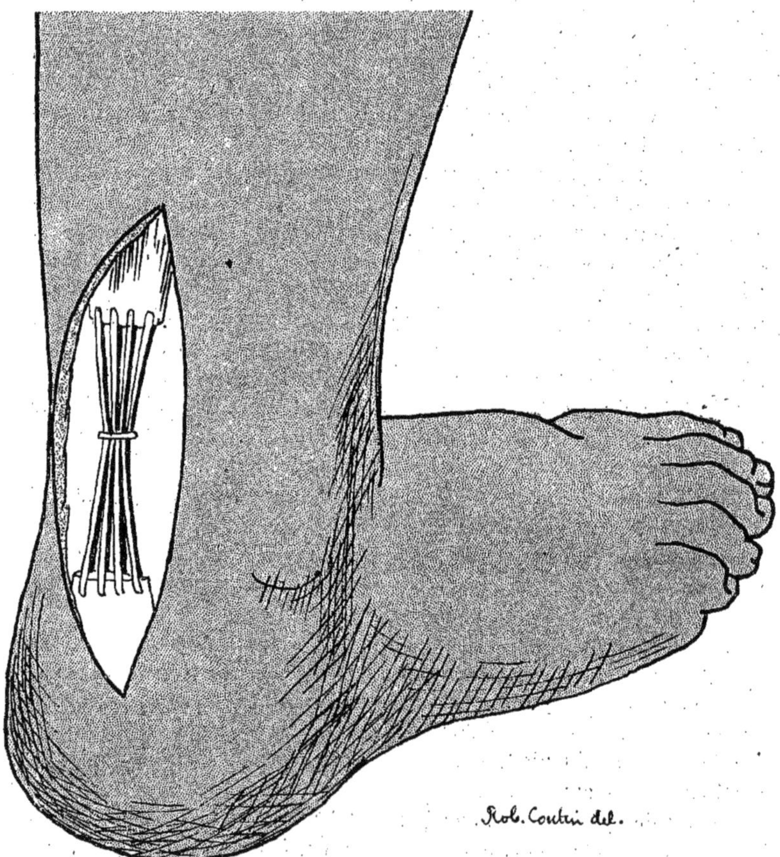

Fig. 37. — Allongement du tendon d'Achille par prothèse à la soie.

2° Ténotomie de l'aponévrose plantaire (Figure 38).

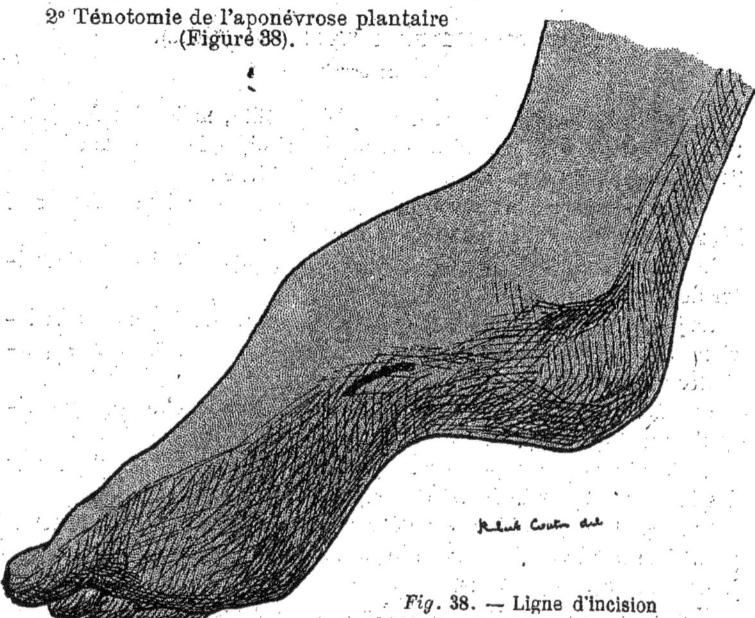

Fig. 38. — Ligne d'incision
pour la ténotomie de l'aponévrose plantaire.

3° Ostéotomie transversale cunéiforme à base supérieure, au niveau de la Clef de la voûte plantaire (Figure 39).

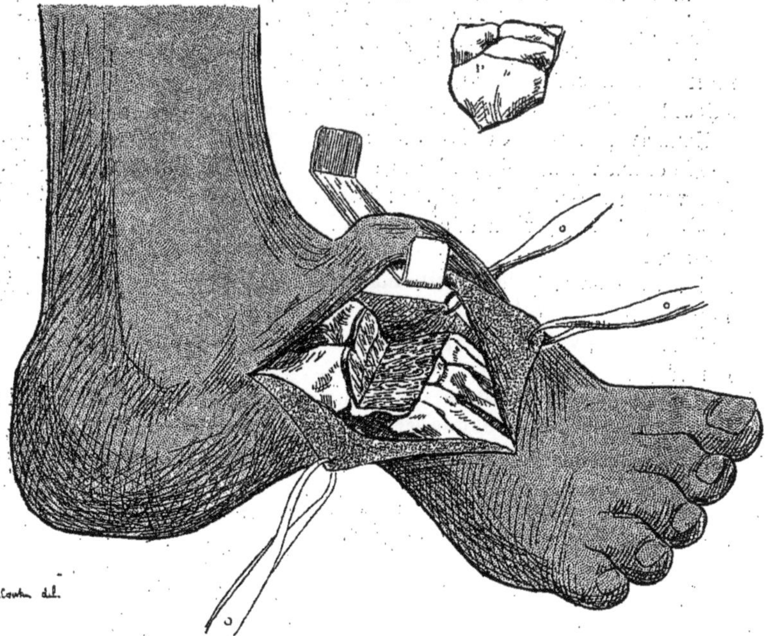

Fig. 39. — Exécution de l'ostéotomie transversale cunéiforme.

PIED CREUX PARALYTIQUE (Suite).

Creux équin.

Le creux équin peut être dû à la poliomyélite, mais plus fréquemment il est dû à la paralysie spastique, hémiplégie cérébrale infantile ou paraplégie spasmodique (maladie de Little).

Ce qui caractérise la déviation, ce sont les déformations osseuses et les rétractions tendineuses et aponévrotiques.

Les lésions musculaires ne sont pas telles, qu'elles puissent nécessiter des greffes.

Le pied remis en forme et en position normales, les muscles redeviendront suffisants pour maintenir le pied et assurer en grande partie les mouvements.

Procédé Mencière. — 1° Allongement du tendon d'Achille par dédoublement ou par prothèse à la soie (*Fig.* 37).

2° Ténotomie de l'aponévrose plantaire (ici, sa rétraction est une des lésions les plus importantes (*Fig.* 38).

3° Large tarsectomie par une incision externe : Tarsectomie corrigeant à la fois le pied creux et le varus, ces creux équins étant toujours plus ou moins varus.

Notre intervention type du pied creux (voir page 45) ne serait pas ici suffisante. Une ostéotomie cunéiforme portant au niveau des cunéiformes et du cuboïde ne pourrait corriger les vastes déformations osseuses qui caractérisent la difformité. L'opérateur interviendra parfois jusque sur le calcanéum, sur l'astragale déformé, qu'il devra modeler (1) pour lui faire réintégrer la mortaise tibio-tarsienne. En un mot, on pratiquera une large tarsectomie postérieure, tout en agissant suivant les données, sur le tarse antérieur.

Nous avons adopté la division en *creux varus* et *creux équin* bien que le creux varus soit toujours un peu équin et le creux équin un peu varus : cette division répond à l'aspect sous lequel se présente le malade, et à l'examen clinique.

On remarquera que de cette multiplicité, de cet enchevêtrement de lésions, découle nécessairement dans le plan opératoire, des combinaisons de procédés, particulières à chaque cas.

Pour le creux varus, l'ostéotomie cunéiforme à base supérieure se combine à une tarsectomie externe.

Pour le creux équin, légèrement varus, avec bouleversement de tous les os du tarse, une large tarsectomie postérieure est nécessaire, tout en intervenant suivant les données, sur le tarse antérieur.

____

(1) Mencière. — Modelage par évidement des os et des articulations. — *Congrès français de Chirurgie*, Paris, 1905 et 1908.

Mais dans l'un et l'autre cas, si les allongements tendineux et les sections aponévrotiques sont indispensables, les greffes tendineuses sont inutiles.

On pourrait presque dire, dans ces deux variétés, qu'à un maximum de lésions ostéo-fibreuses, correspondra un minimum de réparation musculaire.

PIED ÉQUIN.

A). Equin direct. — B). Equin varus.

Les neuf dixièmes des cas appartiennent à la paralysie spastique : hémiplégie cérébrale infantile ou paraplégie spasmodique (Maladie de Little), et un dixième à la poliomyélite antérieure.

Un fait d'observation clinique règle toute ma technique.

S'agit-il de paralysie spastique ?

Les greffes sur les muscles antérieurs, fléchisseurs du pied, sont formellement contre-indiquées ; elles amèneraient certainement une déformation en talus.

S'agit-il de paralysie flasque (poliomyélite) ?

Une greffe, et en particulier une greffe sur le jambier antérieur, fléchisseur paralysé, est indispensable pour maintenir le pied en flexion et empêcher la récidive.

Le pied équin par paralysie spastique exigera un allongement du tendon d'Achille par dédoublement ou par prothèse à la soie (*Fig.* 37). L'allongement du muscle évitera la déformation en talus que nous avons vu apparaître à la suite de la ténotomie (1).

L'allongement du muscle assurera la disparition du spasme sans cependant supprimer le dit muscle.

Je rappellerai la règle que m'a dictée l'observation de mes nombreux cas de difformités paralytiques :

Le raccourcissement d'un muscle, en dehors même de toute greffe, assure au muscle parésié, une augmentation d'énergie contractile (2).

L'allongement d'un muscle diminue son énergie contractile proportionnellement à l'allongement.

S'il s'agit de déformation spastique, il ne faut pas ténotomiser, ce qui supprimerait le muscle et favoriserait la déviation en sens in-

(1) Il ne s'agit pas en effet là, de véritable paralysie, mais plutôt de spasme de certains muscles. Supprimer le spasme du triceps sural, c'est bien ; mais supprimer le triceps sural, ce serait permettre aux fléchisseurs, qui retrouveront partie ou totalité de leur énergie après le pied remis en place, de l'entraîner en flexion permanente.

(2) Jones, au *Congrès français de Chirurgie*, Paris, 1907, a fait la même remarque. — J'avais déjà bien souvent constaté ce fait dès mes premières opérations en 1898-1899.

verse, mais il faut allonger le muscle proportionnellement à l'importance du spasme.

Le spasme disparaîtra sans que le muscle lui-même soit supprimé (1).

A. — Equin direct.

α. Paralysie spastique : proscription formelle de la ténotomie simple du tendon d'Achille et des greffes sur le jambier antérieur.

La règle est de pratiquer un allongement du tendon d'Achille (*Fig.* 37), pour permettre la mise du pied en position normale, et supprimer le spasme ou la rétraction du triceps sural.

β. Paralysie flasque (poliomyélite antérieure) : Allongement du tendon d'Achille (*Fig.* 37).

Greffe, sur le jambier antérieur, des extenseurs des orteils et de celui du gros orteil, *s'ils ne sont que parésiés* (*Fig.* 14-15-16-17-18-19). Le raccourcissement de ces muscles, résultant de l'exécution de notre procédé de greffe en fente, vient encore augmenter leur énergie contractile et par suite, la possibilité de maintenir le pied en flexion suffisante.

Si les extenseurs des orteils et celui du gros orteil sont complètement paralysés :

Greffe, sur le jambier, du chef interne du tendon d'Achille dédoublé, tandis que le chef externe est allongé à la soie.

B. — Equin varus.

α. Paralysie spastique : Toujours proscription des greffes sur les muscles antérieurs, mais la greffe du chef externe du tendon d'Achille dédoublé, sur le long péronier latéral, corrige le varus et l'adduction du pied si fréquente ici, sans qu'il en résulte d'hypercorrection et de déformation en valgus.

La tension pendant la greffe ne doit pas être exagérée, mais calculée avec soin, car il s'agit ici de paralysie spastique et non de poliomyélite, paralysie flasque.

Le chef interne du tendon d'Achille est allongé par une prothèse à la soie.

β. Paralysie flasque (poliomyélite antérieure) : Allongement à la soie du chef interne du tendon d'Achille dédoublé.

Si possible, greffe des extenseurs des orteils pris en masse sur le jambier antérieur, mais surtout :

(1) On voit que mon avis est diamétralement opposé à celui des orthopédistes qui conseillent de n'intervenir que sur les muscles rétractés et de s'en tenir au traitement médical et aux appareils, dans le cas de contracture sans rétraction.

Greffe du chef externe du tendon d'Achille sur le long péronier latéral (*Fig* 25) pour corriger le varus. Cette greffe doit ici être exécutée en tension, le pied mis fortement en valgus et en flexion. On n'a pas à redouter l'hypercorrection, car il s'agit de paralysie flasque.

La simple ténotomie est une intervention désastreuse, rendant souvent le pied ballant et ne corrigeant jamais le varus. J'ai été témoin autour de moi de véritables désastres, par cette pratique encore en honneur dans nos hôpitaux et dans nombre de nos traités classiques.

PIED BALLANT.
Tous les muscles sont paralysés.

Les greffes sont ici impossibles ; il faut avoir recours à un autre procédé : l'arthrodèse, et nous conseillons la phéno-arthrodèse.

Indication de la phéno-arthrodèse. — Si tous les muscles sont paralysés, la méthode s'impose. Mais il n'en est pas toujours ainsi. Parfois, en présence de muscles seulement parésiés, l'opérateur aura intérêt néanmoins à employer l'arthrodèse. Il devra y recourir toutes les fois que l'examen de la musculature permettra d'induire que les greffes seront incapables, je ne dis pas de donner la fonction, mais d'assurer une position permanente du pied en bonne direction, et une solidité suffisante des articulations.

Supposons que l'arthrodèse soit décidée. Je ne la pratiquerai pas telle que l'a indiquée Albert (de Vienne), et telle qu'on la pratique généralement, parce que, avec de nombreux opérateurs, je l'ai trouvée insuffisante, ne mettant pas toujours à l'abri de la récidive. Je me suis longuement expliqué sur ce point devant le Congrès français de Chirurgie (Paris, 1903) (1); et je vais rappeler ici ma technique dans ses grandes lignes.

Je ne pense pas exagérer en disant que l'arthrodèse a manqué en partie son but.

S'il est parfois difficile d'éviter une ankylose; il est souvent plus difficile encore de l'obtenir! C'est là une vérité trop ignorée peut-être dans nos livres didactiques, mais bien connue des praticiens, qui ont opéré ou vu opérer un grand nombre d'arthrodèses. La nature a cependant pris soin de nous révéler les lois qui président à la soudure des articulations.

Un blessé présente-t-il une infection articulaire ? Pas n'est besoin d'ablation des cartilages, l'ankylose est là qui le guette. Une infection articulaire, même légère, survient-elle? Tous nos soins concourent, par une mobilisation bien conduite, à éviter la soudure de l'articulation.

(1) MENCIÈRE. — *Ankylose chirurgicale des articulations par voie d'irritation aseptique.* — *Congrès français de Chirrgqie,* Paris, 1903-1905.

A l'origine de toute ankylose, nous trouvons donc généralement un élément « inflammatoire », comme disaient nos pères. D'autre part, les surfaces articulaires les mieux avivées ne donnent souvent qu'une ankylose insuffisante et non durable. S'il est facile de souder les deux extrémités fracturées de la diaphyse d'un os, il est très difficile de souder les épiphyses avivées de deux os différents. L'avivement est, dans ce cas, insuffisant : il faut faire intervenir un élément inflammatoire, provoquer une phagocytose entre les points à souder, en un mot, chercher un mastic solide qui puisse maintenir en contact les surfaces articulaires. En résumé, je crois que lorsqu'il s'agit d'arthrodèse, il n'y a pas de bonne chirurgie articulaire sans « irritation », fût-elle même légère !

J'ai pensé qu'après l'avivement des surfaces articulaires, il était possible, à l'imitation de la nature, de créer une « irritation »; mais une irritation artificielle, voulue, amicrobienne, sans danger par conséquent, et suffisante cependant pour obtenir une ankylose solide des articulations. Je me suis adressé aux substances dites irritantes. Les différents caustiques : chlorure de zinc, potasse, acide phénique pur, etc..., pourront être essayés; quelle que soit la substance employée, la méthode restera la même : « obtenir une ankylose par voie d'irritation aseptique ». C'est précisément pour cette méthode, qui me paraît contenir une loi de pathologie générale, que je revendique la priorité.

Donnant la préférence à l'acide phénique pur, j'ai proposé le nom de « Phéno-Arthrodèse » pour ce procédé (1). La raison de ce choix est bien simple : mes travaux sur la phéno-puncture dans le traitement des tuberculoses articulaires et l'ostéomyélite (2) m'ont amené à considérer l'acide phénique pur non seulement comme un caustique et un antiseptique, mais comme un corps produisant une phagocytose intense, provoquant une suractivité surprenante au niveau des articulations et des os, et n'agissant pas, par conséquent, comme un caustique destructeur qui laisse les tissus atones et sans tendance à la réparation.

La phéno-arthrodèse est applicable à toutes les articulations, genou, hanche, coude, épaule, mais avec des variantes, et en prenant les précautions particulières que j'ai indiquées dans mon mémoire (3).

Lorsqu'il s'agit de l'articulation tibio-tarsienne, l'incision commence un peu au-dessus de l'articulation péronéo-tibiale inférieure, suit le bord antérieur de la malléole externe, puis se recourbe en avant et va jusqu'à l'extrémité postérieure du cinquième métatarsien. Suivant le

---

(1) *Congrès français de Chirurgie*, Paris, 1903, *loco citato*.
(2) *Congrès international de Médecine*, Madrid, 1903. — *Congrès français de Chirurgie*, Paris, 1907. — *Archives provinciales de Chirurgie*, oct. 1902 ; mai 1908.
(3) *Congrès français de Chirurgie*, Paris, 1903-1905. [*Loco citato*].

cas, on fait ou non tomber sur la partie moyenne de cette première incision, une seconde incision qui, se dirigeant en bas et en arrière, croise la pointe de la malléole. Des résections osseuses modelantes sont pratiquées s'il y a lieu, pour permettre à l'astragale de réintégrer la mortaise.

Les surfaces articulaires de l'articulation tibio-tarsienne et médiotarsienne sont abrasées, et les cartilages soigneusement enlevés ; c'est là un point important.

Le deuxième temps de l'opération consiste à toucher les surfaces articulaires avivées avec de petits tampons de la grosseur d'une noisette, imbibés d'acide phénique pur suivant la formule (acide phénique neigeux 9, alcool 1, le gramme d'alcool étant nécessaire pour rendre l'acide phénique liquide). La durée de l'application ne doit pas excéder une ou deux minutes ; elle est suivie d'un lavage abondant à l'alcool, antidote de l'acide phénique. Il faut éviter avec grand soin de toucher la peau avec l'acide phénique, pour ne pas lui enlever de sa vitalité. Les parties molles péri-articulaires ne doivent pas être touchées à l'acide phénique ; il faut agir là avec prudence, car il s'agit de tissus à nutrition ralentie.

La plaie est fermée aux crins de Florence, mais une mèche est placée au centre de l'incision et maintenue quelques jours, parce qu'il peut se produire un peu de sérosité. Pansement à la gaze stérilisée et pose d'une gouttière plâtrée.

Les indications de la phéno-arthrodèse sont précisément celles de l'arthrodèse. Elle est destinée à obtenir une ankylose solide en bonne position, quand une articulation paralytique n'est pas susceptible de bénéficier des greffes tendineuses.

INDICATIONS

concernant les interventions complémentaires sur le squelette ou les ligaments, dans les déviations du pied d'ordre paralytique.

Au cours de la description de ma technique dans les différentes variétés de pieds bots paralytiques, j'ai indiqué les interventions sur le squelette qui faisaient intimement partie de la technique pour une variété particulière de déviation. Ici, je veux traiter la question d'une façon générale.

Il est de règle, avant toute intervention de greffe, d'examiner soigneusement le squelette et les ligaments.

Toute déformation osseuse doit être supprimée avant d'exécuter la greffe, et cela sous peine d'insuccès dans le résultat final. C'est ainsi que l'opération d'Ogston sera pratiquée dans le valgus, si la tête de l'astragale est herniée sur le bord interne du pied.

Dans les varus, dans les creux équins, je fais fréquemment, avant toute intervention sur les muscles, de vastes tarsectomies avec modelage de l'astragale (1). Le squelette du pied mis en forme, les interventions sur les muscles s'adresseront à la fonction, et surtout éviteront la récidive par le maintien du pied en bonne direction.

Quand faut-il pratiquer les interventions osseuses ? Nombre d'orthopédistes allemands et autres conseillent d'opérer la correction des difformités paralytiques en deux temps :

1° Correction du squelette.

2° Après quelques semaines ou quelques mois, intervention sur les muscles.

Ma méthode est différente. Elle consiste à faire la correction totale en un temps, d'après la règle suivante :

Corriger et modeler d'abord le squelette, puis, en une même séance, passer aux interventions de greffes.

Les manipulations nécessitées par le modelage des os (2), risqueraient de faire céder les greffes si elles étaient pratiquées en premier lieu.

Les lignes d'incision des interventions osseuses doivent être rigoureusement séparées des lignes d'incision des greffes. Ceci, pour éviter l'inclusion ou l'adhérence de la greffe sur un point anormal au niveau du squelette. Nombre d'insuccès doivent être attribués à ce que les greffes ont contracté des adhérences et par suite, ne peuvent fonctionner.

RÉFECTION DES LIGAMENTS ARTICULAIRES.

Une greffe ne peut pas fonctionner si le squelette est de forme anormale ; elle ne fonctionnera pas davantage si l'appareil ligamenteux est défectueux.

Je tiens d'autant plus à ce point de technique, qu'aucun auteur encore ne l'a indiqué d'une façon expresse, comme je l'ai fait dans tous mes mémoires (3).

Les pièces du squelette doivent être de forme correcte, et les os adaptés aux poulies et aux mortaises sur lesquelles ou dans lesquelles ils doivent glisser et jouer librement. Mais il faut que les différentes pièces d'une articulation soient unies solidement par des ligaments, pour éviter leur écart exagéré.

(1) Modelage par évidement. — *Congrès français de Chirurgie*, Paris, 1905-1908.
(2) Barre caoutchoutée. — *Congrès de Pédiatrie*, Rouen, 1904. [*Loco citato*].
(3) MENCIÈRE [1902-1903-1905-1907]. *Congrès français de Chirurgie*, Paris. — Contribution à l'étude des greffes tendineuses et des interventions chirurgicales dans le traitement des difformités d'ordre paralytique. *Arch. prov. de Chir.* janvier, février 1906.

En dehors d'un squelette de forme suffisante, soutenu et adapté convenablement par des ligaments suffisants aussi, les greffes ne peuvent que fonctionner à faux, et sont incapables d'assurer la fonction. Ceci est dit pour ces esprits systématiquement détracteurs des greffes tendineuses, qui, les ayant peut-être exécutées d'une façon satisfaisante, n'ont pas tenu compte du fait indiqué plus haut, et, naturellement ont mis l'insuccès non sur leur défaut de technique, mais sur la méthode des greffes.

La réfection ligamenteuse s'impose donc.

Son exécution est d'une simplicité élémentaire ; il suffisait d'y songer.

Technique opératoire. — 1° Incision sur les côtés interne et externe de la tibio-tarsienne, mais souvent rendue inutile, grâce à celles qui ont été pratiquées pour les interventions sur le squelette.

2° Passage d'une petite curette tranchante venant aviver le rebord du tibia, la partie antéro-externe de la malléole péronière, la partie antéro-interne de la malléole interne, puis ensuite le périoste au niveau de l'astragale et même du calcanéum. Cet avivement assure la formation de tissus fibreux, qui serviront de ligaments.

La médio-tarsienne sera également « resserrée » par ce procédé, si besoin est. Telle est la technique d'une simplicité extrême que nous avons mise en pratique dès nos premières interventions de 1898, et qui nous rend les plus grands services.

NÉCESSITÉ D'UN PLAN OPÉRATOIRE
POUR UN CAS DÉTERMINÉ.

Utilité du traitement secondaire post-opératoire et de la rééducation du muscle greffé.

Le succès opératoire dans les déviations du pied, d'ordre paralytique, dépend non pas seulement de telle ou telle intervention de choix, greffes, ostéotomie, arthrodèse, etc..., mais d'un plan d'attaque soigneusement étudié pour un cas particulier (1). Agencement, combinaisons des greffes pour une déformation déterminée, union de ces greffes à des interventions complémentaires variant avec le cas.

Toujours les lésions sont multiples, toujours les interventions doivent répondre à cette multiplicité. Vouloir remédier à une orientation vicieuse d'une surface articulaire, à la distension d'un ligament ou d'une capsule articulaire par une greffe seule, c'est méconnaître le

(1) *Congrès français de Chirurgie*, Paris, 1902-1905-1907.
Discussion du rapport sur les Greffes musculo-tendineuses. *Congrès français de Chirurgie*, Paris, 1907.

but même de la greffe tendineuse, qui ne peut réparer que l'élément muscle... La rendre responsable en pareil cas d'un insuccès, ce que beaucoup ont fait, n'est plus logique.

Enfin, un second point que je répète régulièrement dans chacun de mes mémoires : *En chirurgie orthopédique, l'intervention n'est pas tout*. A côté de l'opération, il y a son corollaire, bien souvent inconnu en chirurgie générale, mais indispensable en chirurgie spéciale ; je veux parler du *traitement post-opératoire* et du *dressage*.

Je me suis longuement expliqué à ce sujet devant le Congrès français de Chirurgie (Paris, 1905) (1). La chose étant d'importance, je me permets de rappeler ce que je disais alors.

Il ne faut pas perdre de vue qu'en chirurgie orthopédique, quand l'intervention est pratiquée, la moitié de la besogne est seulement achevée.

Le « mécanisme » rétabli, il reste à en faire marcher les différents rouages et à les habituer à une marche régulière.

Quand l'organe est réparé, la fonction ne dépend pas encore uniquement de lui, mais également du système nerveux central, qui, aussi bien que le membre, a besoin d'être rééduqué.

Les muscles, les articulations, les membres qui ont fonctionné défectueusement ou qui sont demeurés inertes pendant des années, manquent de vivacité. Le malade n'a plus l'aptitude cérébrale nécessaire aux mouvements parfois compliqués, que nécessite une marche correcte, par exemple. Il y a entre les mouvements musculaires et les centres nerveux des rapports intimes tels, que la suppression ou le fonctionnement défectueux du travail de certains muscles entraîne l'atrophie de certaines parties du cerveau. L'aptitude cérébrale à la marche ou à la préhension des objets pourra d'autant mieux être rétablie, que le système nerveux jouit d'une extraordinaire plasticité et que ses diverses parties ont une tendance naturelle à se suppléer et à se compenser.

Le principe de la rééducation motrice qui s'applique à activer, à provoquer, à diriger, à perfectionner ce mécanisme naturel, est donc parfaitement légitime.

Je suis complètement d'accord avec Contet quand il dit, dans son excellent opuscule sur les méthodes de rééducation, que ces méthodes reposent sur ce fait d'observation, que les images cérébrales ont un pouvoir moteur, et inversement, « que les attitudes sont susceptibles

(1) Contribution à l'étude des opérations chirurgicales orthopédiques, applicables aux déviations et difformités d'origine paralytique. — **XVIII**e *Congrès français de Chirurgie*, Paris, oct. 1905.

de réveiller, dans certaines conditions, les images correspondantes ».

C'est plaisir pour un chirurgien, de se rencontrer sur un terrain commun avec Brissaud et Meige, dans leur mémoire sur : *La Discipline psychomotrice (Archives générales de Médecine*, 1903); Faure : *Rééducation dans le traitement du mouvement*; Faure et Frenkel : *Le traitement de l'ataxie par la rééducation*; Raymond : *Le traitement de l'incoordination motrice du tabès par la rééducation des muscles.*

Ce sont des principes analogues qui m'ont guidé dans ce que j'ai appelé (1) le *dressage méthodique en chirurgie orthopédique.*

Les conditions, dans lesquelles nous nous trouvons après la « réparation » chirurgicale d'une difformité d'origine paralytique, ne sont pas exactement les mêmes que celles qui concernent un malade frappé d'ataxie, par exemple. Cela est vrai; mais combien grande est l'analogie !

Ici encore, l'éducation des muscles du malade se fait sous la direction et par l'intermédiaire de l'encéphale. Elle suppose alors intactes les fonctions encéphaliques, *conscience et volonté*, qui président à cette éducation. Il ne faut donc pas que le malade présente des troubles intellectuels importants ; et la rapidité des progrès est proportionnelle à la force d'attention et de persévérance qu'il fournit.

Les résultats seront d'autant meilleurs que le sujet sera placé dans des conditions favorables de guérison.

N'est-ce pas le cas de faire pour lui ce que tous les maîtres de la clinique nerveuse préconisent pour les enfants arriérés. La maison spéciale, tant décriée par quelques-uns, simplement parce que les circonstances ne leur permettent pas d'en user, s'impose, si l'on veut aboutir à un bon résultat. Ce traitement, qui demande une attention de tous les instants, une persévérance à toute épreuve, une patience inlassable et un ascendant incontestable sur le malade, ne peut être donné dans les familles.

Les habitudes du malade, son milieu, son entourage, la vue des objets qui lui sont familiers : tout lui rappelle l'infirmité ancienne et le fonctionnement défectueux du membre atteint. Ce sont là vérités plus grandes encore quand il s'agit d'enfants.

---

(1) Opération d'Ogston pour pied plat valgus douloureux invétéré. Confection d'une bottine plâtrée avec semelle en staffe.

Utilité du traitement secondaire mécanothérapique et du dressage méthodique à la marche. — XV⁰ *Congrès de Chirurgie*, Paris, oct. 1902.

Main bote palmaire paralytique. Correction orthopédique et guérison fonctionnelle. — XVIᵉ *Congrès français de Chirurgie*, Paris, oct. 1903.

Contribution à l'étude des opérations chirurgicales orthopédiques applicables aux déviations et difformités d'origine paralytique. — XVIII⁰ *Congrès français de Chirurgie*, Paris, oct. 1905.

Ainsi donc, s'il est souvent illogique de vouloir guérir une déviation paralytique par un traitement quelconque, sans intervention chirurgicale, aussi illogique est-il de négliger ce traitement secondaire après intervention ! A l'heure actuelle, les malades atteints de déviations d'origine paralytique se trouvent dans cette situation bizarre : on les traite beaucoup trop longtemps avant d'intervenir chirurgicalement, et, quand le « mécanisme est remis en place », on cesse beaucoup trop tôt le traitement. Le massage, la mécanothérapie, le dressage, souvent impuissants avant intervention, deviennent indispensables après opération. La mécanothérapie aide le dressage, mais ce n'est pas le dressage proprement dit, tel que nous le concevons et l'avons appliqué à l'orthopédie chirurgicale.

Il est bon de commencer les exercices « passivement », dans les cas graves, de façon à réveiller la perception des sensations correspondant aux attitudes segmentaires (sensations de déplacement du membre, de nature des muscles contractés, et de leur degré de contraction, de changements de rapports des surfaces articulaires...), toutes sensations qui, nous le savons, servent de base à la volonté, pour adapter à un but déterminé les impulsions qu'elle projette sur les appareils contractiles de la périphérie.

Ensuite, on consolidera cette éducation ; et, en outre, on éveillera les impulsions motrices elles-mêmes, en faisant exécuter les mêmes exercices activement par le malade, d'abord par imitation, pendant qu'on les effectuera devant lui, puis de mémoire.

Enfin, on aura soin de ne changer d'exercice pour passer à un autre que lorsque le précédent aura pu être accompli au commandement, sans hésitation et avec une correction suffisante.

Un point essentiel, c'est de respecter la progression. Progression dans le traitement mécanothérapique (Ici la chose est facile, grâce aux appareils gradués mathématiquement). Progression dans le port des appareils orthopédiques temporaires, parfois nécessaires au début du traitement ; par exemple : botte rigide, puis botte articulée avec muscles artificiels, botte articulée sans muscles, puis enfin suppression de l'appareil. Progression dans le dressage proprement dit, dressage qui ne doit pas se contenter de pratiques étroitement codifiées et systématisées, mais au contraire, se mouler en quelque sorte sur chaque cas particulier ; de là l'impossibilité de donner une formule complète, invariable, des exercices à employer.

La progression, tout le secret du dressage est là : ne passer à un exercice nouveau que progressivement ; graduer ces exercices, sous peine de recul.

www.ingramcontent.com/pod-product-compliance
Ingram Content Group UK Ltd.
Pitfield, Milton Keynes, MK11 3LW, UK
UKHW021447090726
13657UKWH00003B/1265